P9-CQP-417

CÓMO VIVIR UNA ENFERMEDAD INCURABLE

Carolina Torres Fernández
Con la colaboración de Montse Barderi

Cómo
VIVIR
UNA ENFERMEDAD INCURABLE

Porque los caminos más difíciles pueden
llevarte a los lugares más hermosos

URANO
Argentina – Chile – Colombia – España
Estados Unidos – México – Perú – Uruguay

1.ª edición Septiembre 2018

Incluye las pautas de ejercicios y hábitos saludables del nuevo método Flowing Health para una óptima salud integral durante la convalecencia.

Ilustraciones: Marisa Martínez

Reservados todos los derechos. Queda rigurosamente prohibida, sin la autorización escrita de los titulares del *copyright*, bajo las sanciones establecidas en las leyes, la reproducción parcial o total de esta obra por cualquier medio o procedimiento, incluidos la reprografía y el tratamiento informático, así como la distribución de ejemplares mediante alquiler o préstamo público.

Copyright © 2018 *by* Carolina Torres Fernández
All Rights Reserved
© 2018 *by* Ediciones Urano, S.A.U.
Plaza de los Reyes Magos 8, piso 1.º C y D – 28007 Madrid
www.empresaactiva.com
www.edicionesurano.com

ISBN: 978-84-16720-32-3
E-ISBN: 978-84-17312-15-2
Depósito legal: B-18.682-2018

Fotocomposición: Ediciones Urano, S.A.U.
Impreso por: Rodesa, S.A. – Polígono Industrial San Miguel
Parcelas E7-E8 – 31132 Villatuerta (Navarra)

Impreso en España – *Printed in Spain*

A mi hermana Patricia,
por nuestro pacto de amor y aprendizaje.

A mi madre, por no desfallecer y permanecer a mi lado
durante los casi tres meses que estuve ingresada.

A Rocío, mi editora, por su amistad y confianza.

A Bet, por abrirme las puertas de su vida.

A Montse, por su amor incondicional.

Índice

|||||||||||||||||||||||||||||||||||||||||||||||||||||||||||||||||||||||||||||||||||||||||||||

PÓRTICO

¿En qué puede ayudarte este libro? 17

Mi caso... 20

¿Para quién es este libro?............................... 27

Los médicos del cielo o un libro lleno de consejos del más allá
(o del fondo de tu corazón, como tú quieras) 30

Plan de trabajo 33

El conjuro 39

PRIMERA FASE
TOMANDO TIERRA
La base imprescindible cuando enfermas

Introducción 45

¿Por qué yo? 46

Enfermar no es un fracaso vital 47

No mires atrás ni al lado 51

Cada vez que te aferras a un no 54

Todo lo que puedes hacer y que te espera.................. 55

Vivimos lo que pensamos 59

Mi receta para salir de las prisiones de la mente 65

Pastillas, pastillas, pastillas... 67

Pequeño anticipo sobre la aceptación 69

Vive serenamente el duelo. 71

Conoce tu camino y regresa a él. 75

La suerte de vivir sin falsos amigos 77

Pon un perro en tu vida. 80

Ellos tienen un protocolo, tú una enfermedad. 84

No te desconectes de ti mismo 86

Conocer a fondo tu enfermedad 87

Presta atención a las señales físicas y psíquicas 90

Aumenta tu energía 92

Protégete 94

Gestiona el estrés de una enfermedad. 96

Estar bien en soledad 99

Hacer del día a día el mejor lugar del mundo 100

Cuida tu imagen, no te abandones. 102

Unas buenas finanzas personales. 106

Ni culpa ni vergüenza 108

El mundo no está en deuda contigo. 110

Limpieza y orden para un nuevo futuro 112

Agradecimiento 116

SEGUNDA FASE
COLOCÁNDONOS BIEN EL CORAZÓN Y LA MENTE
Todo lo que puedes hacer con tu alma cuando estás enfermo

Introducción 121

Si pudiera vivir sano con todo lo que he aprendido
estando enfermo. 125

Deseo que te ocurran cosas malas 128

Hablemos en serio 130

Mi respuesta 132

Ejemplo práctico. 134

Una postura no convencional. 137

Defíneme mejor 140

Un tiempo para. 141

Tiempo de nacer y tiempo de morir 142

¿Por qué necesito algo más? 144

¿Te he convencido?. 147

TERCERA FASE
YO

Introducción 153

La madurez personal 154

Elementos concretos para pensar la madurez personal
    y el autoconocimiento 161

    ¿Diferencias lo importante de lo que no lo es? 164

    ¿Te colocas en el centro y en la periferia de tu vida? 166

    ¿Sabes priorizarte y defender tus derechos básicos? 169

    Decir no. 170

    La fragilidad como intensificador de la existencia 175

    Control emocional. 176

    Vivir desde tu centro 179

    El éxito 180

Ética 182

    Confianza 186

    Amabilidad. 188

    Prudencia 190

    Sentido de lo sagrado 192

Respeto 193

Justicia. 194

La humildad 195

Alegría 197

Amor. 198

Intensidad. 203

Serenidad 203

Superación 205

Sencillez 206

Docilidad 207

Pureza y buena fe 208

Compasión 209

Esperanza 210

Voluntad 211

FINALMENTE, EL MUNDO

Introducción 215

La cultura. 216

Estar convencido de que hay cosas que se quieren
y pueden hacer 222

Objetivos y prioridades 225

Una nueva concepción de la gestión del tiempo 227

Cómo piensa y actúa alguien que sabe acercarse
a lo que ama 231

Disfrutar 236

EL MÉTODO FLOWING HEALTH

Introducción 243

¿Cómo surge? 243

¿A quién beneficia? 244

¿Qué es?. 247

Disciplinas de las cuales se alimenta. 248

Flowing Health en tu día a día. 250

    Las 10 reglas de oro del Flowing Health. 250

    La norma del 2 × 60. 252

Crear hábitos alimentarios saludables. 253

    Consejos sobre alimentación y filosofía alimentaria saludable. . 253

    Mi experiencia con la alimentación. 256

Crear hábitos posturales: reeduca tu cuerpo. 262

    ¿Cómo debemos empezar para crear un cuerpo diez?. 262

    No puedo moverme: ¿cómo me coloco en la cama?. 262

    La respiración. 267

Flowing Health entrenamiento. 271

    Prenivel. Método Flowing Health. 271

    Meditación de luz para «curarte». Confiar en tu recuperación. . . 272

    Nivel 1. Método Flowing Health. 274

    Meditación para evitar ser arrastrado por un huracán

        de pensamientos. 274

    Ejercicios en la cama (Vídeo 5). 275

    Ejercicios en la silla (Vídeo 6). 276

    Nivel 2. Método Flowing Health. 278

    Meditación para enraizarte, mejorar la confianza en ti mismo

        y aumentar tu autoestima. 279

    Nivel 3. Método Flowing Health. 280

Epílogo. 283

Agradecimientos. 285

||||||||||||||||||||||||||||||||||||

PÓRTICO

||||||||||||||||||||||||||||||||||||

¿En qué puede ayudarte este libro?

Este libro quiere ser una plataforma de lanzamiento para que te ilusiones de nuevo con la vida: tu vida.

Tu situación actual es un nuevo punto de partida, un nuevo camino con todas las dificultades, pero también el único que tienes y, sea este como sea, sigue estando lleno de posibilidades. Se trata de un nuevo camino desde donde empezar a andar. Es fantástico que tengas una nueva oportunidad para descubrir tus verdaderas creencias, habilidades ocultas y sensibilidad amurallada. Así que espero que este libro sea un buen recurso para una nueva existencia que seguramente antes no te planteabas y que, ahora, anhelas empezar.

¿Cómo has reaccionado tú mismo o un ser querido frente al debut de una enfermedad grave y crónica? Y si has pasado unas semanas en la UCI o acabas de salir del coma ¿sientes ese nuevo «despertar»? Si en el momento en que el agujero negro se dilataba bajo tu sombra has decidido luchar porque intuías que no había llegado la hora, este manual quiere ser un punto de luz que te pueda llevar de la mano para seguir tu camino.

Mi único objetivo es que puedas llenar tu corazón de sabiduría para programar una mente un poco más libre, limpia y pura para reanudar tu nueva vida. Una vida necesariamente sana, creativa y genéticamente ganadora; porque en tus manos está cambiar tu visión y tu pensamiento para sentir la nueva bioquímica que segrega tu cuerpo al darte cuenta de *que vives para vivir* y agradecer esta segunda oportunidad que acaba de empezar. De esta manera lograrás suavizar el «para siempre» con que te han etiquetado.

Mi consejo es que ni se te ocurra dejar el tratamiento médico ni la erudición de los especialistas para aferrarte a curaciones alternativas y esotéricas; toda energía ayuda, pero la que te cura es la ciencia, acompañada de todo lo que puedas poner de tu parte. Esto es lo que te ofrezco, un diario de viaje que pueda resultarte útil. Con todo ello quiero insistir en que si bien no debes dejar de lado la opinión ni sugerencias de los médicos, añadas el potencial de creer en ti y en tu intuición. Tampoco me veas como a la persona que ha leído grandes autores de espiritualidad y sigue líneas terapéuticas para darte a conocer, sin ir más lejos y por equivocación, su lado más narcisista. Cuando uno se autoengaña, engaña sin querer, y esta es una guía para que la luz te permita ver mejor y no para que te enciegue. De hecho, no soy especialista en autores espirituales, pues me he pasado los últimos diez años estudiando anatomía y fisiología humana; pero sí creo en los médicos del cielo tanto como en los de la tierra porque, en situaciones límite, tanto unos como otros existen, y esta es mi realidad. ¿Y la tuya? ¡Tal vez coincidimos!

Nos estamos recuperando, no te llenes la cabeza con imposibles ni con la lectura obligada de este manual, simplemente quiero que sepas que existe y que puedes llevarlo de la cocina al jardín, del baño a la habitación, de paseo y mirando al mar o por la ventana. Empieza poco a poco y practica primero el capítulo que más te motive o más se adapte a ti y a tus necesidades reales. Escúchate, céntrate y ámate; el resto, te lo aseguro, vendrá solo y poco a poco.

He estructurado este libro como un viaje hacia ti mismo. La primera parte equivale a la preparación del equipaje; la segunda, a escoger un buen capitán (capitana en mi caso); y en la tercera, zarpamos al mar de la vida (duren lo que duren las olas, haya o no tormentas).

La primera fase te ayuda a asumir y controlar la enfermedad. Nada podemos hacer desde la tristeza absoluta o la desesperación; tampoco podemos hacer nada si no partimos de una buena gestión de todo aquello que es imprescindible controlar y realizar correctamente. Por ejemplo, las obligaciones de la propia enfermedad (medicación, curas, regulación de actividad diaria) o tener unas finanzas que, si bien humildes, sean viables. Efectivamente, preparamos el terreno con aspectos de orden práctico como la economía y tener un buen entorno.

La segunda etapa consiste en escoger un buen capitán que guíe tu barco. Estoy segura de que si tuvieras varios candidatos escogerías a alguien con experiencia, capaz de gestionar una crisis, de superar momentos de peligro, de ser previsor... Afortunadamente, nadie puede quitarte la comandancia de ti mismo. Por lo tanto, solo tú puedes ser el capitán de tu propio barco. Nadie tiene más experiencia que tú, nadie es más experto de tu propia vida que tú mismo. No lo olvides. Así que en esta segunda etapa vamos a comprobar la dotación de tu alma, tu corazón y tu mente. No para enseñarte habilidades o trucos, sino para tomar consciencia y abrirte a una cierta sabiduría y arte de vivir. Se trata de ser tú para ti mismo, no para otros ni para crear una imagen distorsionada de ti.

La tercera fase emprende el camino de seguir siendo personas con objetivos e ilusiones. Nada ni nadie puede quitarte lo irreductible de ti, aquello que verdaderamente te pertenece. Identificarlo e impulsarlo es el cometido de este libro.

Debo advertirte que este libro está pensado para una lectura lenta y participativa. Que requiere tranquilidad y diálogo con la propia vida. No es un *fast-book*, no está pensado para un consumo rápido.

Te explico qué me ha pasado y continuamos, ¡tenemos muchísimo trabajo! ¡Y no dudes que es una etapa emocionante para compartir!

Mi caso

Tal vez seas, como yo, una mujer de treinta y cinco años, activa, atenta a su alimentación, con hábitos saludables, deportista, con un buen trabajo, con un día a día ajetreado, llena de proyectos e ilusiones… aunque (maldito aunque)… últimamente notas que te mareas, te falta el aire, incluso llegas a tener episodios de vértigo; y, al cabo de pocos meses y de forma inesperada y brusca, empiezas a perder el conocimiento cada vez más frecuentemente.

Si esto llegara a ocurrirte, lógicamente y tal como me sucedió a mí, cada vez tendrías más miedo a salir de casa; te sentirías frágil y con pánico a desmayarte en cualquier lugar y circunstancia. Fueron varios los golpes en la cabeza, articulaciones y ¡en un síncope con caída frontal, me rompí varios dientes!

Es posible que consultes a diferentes especialistas y, después de ver el resultado de tus análisis de sangre, electrocardiogramas y tomas de signos vitales, concluyan que se debe a un problema enteramente psicológico y emocional… Tal vez tengas más suerte que yo y no tengas que sufrir dieciocho síncopes en seis meses (diez de los cuales en el último mes), superando un infierno para poder despertarte de cada una de aquellas «terribles muertes». Pasé el último mes en la cama, en el sofá, toda hinchada sin poder andar ni pensar, y llegué a tener el espacio pleural lleno de líquido, el tejido pulmonar colapsado y el corazón dilatado moviéndose en eses. Claramente: notaba que me estaba muriendo, mi sistema circulatorio no funcionaba y vivía con una saturación de oxígeno impropia de un ser humano vivo; aún no entiendo cómo podía mover las pestañas. En esta situación tan dura pensé: si he superado dieciocho síncopes es que no ha llegado mi hora; tanto dolor no se va a quedar en nada. Dos horas antes de entrar en la UCI, el líquido pleural reventó en los pulmones y lo eliminé en forma de tos incontrolada por las vías aéreas superiores. Nadie había visto nada igual, pero yo sabía que estaba en el momento decisivo en que una se juega seguir viviendo. Fue muy duro que le dijeran a mi madre, el único familiar vivo que me queda, que estaban a punto de inducirme un coma ya que seguramente no sobreviviría.

Pero si fuera tu caso, te deseo más suerte que la mía y que no tarden años en diagnosticarte hipertensión arterial pulmonar.

Si eres un hombre, es probable que tengas más suerte y recibas una atención médica diferente. Ya sabes que «histeria» proviene del término griego *hystear*, que significa «útero». Incluso ahora, que no estamos en la Viena freudiana del siglo XIX, a las mujeres, injusta y acientíficamente, nos realizan menos pruebas médicas y atribuyen nuestro malestar a bloqueos y problemas emocionales con mayor frecuencia que a nuestros compañeros varones. Porque un hombre, «cuando sufre, es porque sufre de verdad»; a nosotras parece que nos ofrecen explicaciones emocionales y a ellos les hacen directamente un ecocardiograma. ¿Exagero? Es mi vivencia. Me han llamado loca, inestable o desequilibrada con palabras más amables y actitud paternalista. ¡Me gustaría saber hasta qué punto le dirían algo así a un hombre! No sé cuántas veces he llegado a escuchar que me calmara y respirara; ni cuántas veces me han recetado ansiolíticos y antidepresivos… mientras agonizaba. Incluso los servicios de urgencias me tomaban por loca. Llegué incluso a desmayarme y despertar en el suelo —en aquel entonces vivía sola en un céntrico piso de Barcelona— sin poder coger el teléfono ni poder levantarme, llegando al extremo de no poder evitar hacerme las necesidades encima, llorando, creyendo que me moriría de una forma tan dura y terrible. Cuando al fin logré arrastrarme hasta el teléfono —repito, después de dos días y dos noches yaciendo angustiosamente en el suelo, perdiendo y recuperando la consciencia sin poder girar la cabeza ya que el vértigo me aplastaba contra el suelo— los servicios de urgencias atribuyeron mi estado a un shock nervioso relacionado con el duelo por mi hermana, que había fallecido unos meses antes por un tumor cerebral (tenía solo treinta y dos años y no pasa un solo día que no la recuerde). Evidentemente, nadie está a salvo de sufrir un shock tras una experiencia tan dolorosa y al límite, pero mi verdadero problema era una enfermedad no diagnosticada, que literalmente me mataba y de la que no encontraba diagnóstico ni tratamiento posible.

¿Cuántas mujeres han muerto por hipertensión arterial pulmonar sin llegar a ser diagnosticadas? Me temo que el número podría llegar a ser mayor de lo que nos imaginamos.

En el hospital, en la UCI, contacté con mi fuerza oculta, esa que todos y cada uno de nosotros albergamos. Soy profesora de pilates, una persona que ha hecho deporte desde siempre, así que ¡no iba a detenerme ahora! Así que empecé a hacer ejercicio mentalmente en mi tabla, sobre la superficie del mar, en la tabla de SUP. Me impregnaba de frescura, salud y felicidad… y así lo vivía; mientras tanto, no podía moverme y a ratos las lágrimas se derramaban por tanta pérdida y dolor. Pero algo me decía que no dejase de verme sana y feliz. Continuamente me imaginaba en ese estado, no había vuelta atrás, había realizado un pacto y estaba dispuesta a cumplirlo (hablaremos más adelante de los pactos con uno mismo y con el cielo). Cada día, a media mañana, tarde y noche me ejercitaba.

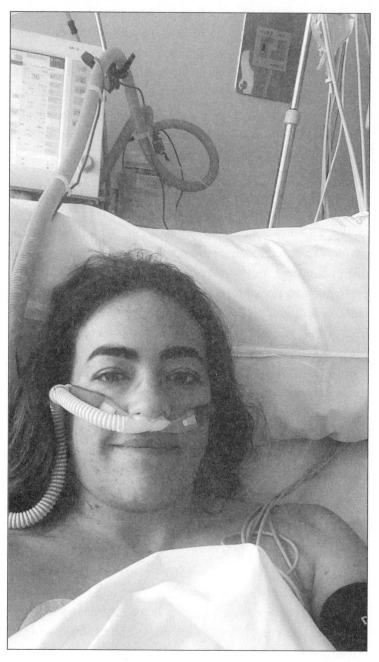

Segunda semana en la UCI, es más importante mi sonrisa que mis tubos.

Desde fuera se veía a una mujer postrada y llena de tubos en los brazos; en mi interior, corría, bailaba y hacía una serie completa de pilates sobre la tabla. Empecé a reprogramarme mentalmente para recuperarme y salir de la UCI. Al cabo de casi tres meses hospitalizada, contra todo pronóstico, tenía una presión arterial muy mejorada y mi corazón, antes tan dilatado, tenía un volumen apto para la supervivencia. Los médicos calificaron mi recuperación de asombrosamente milagrosa. Pero no estoy curada, pues la mía es una enfermedad crónica e incurable. Lo único que es asombroso es que siga viva.

Padezco hipertensión arterial pulmonar (HAP, o PAH en inglés); en mi caso idiopática, es decir, de causa desconocida, grupo I. La enfermedad me obliga a ir con una bomba de perfusión continua, que bombea directamente al corazón epoprostenol, una hormona que tiene un potente efecto vasodilatador e inhibidor de la agregación plaquetaria. Su actuación hace que el interior de las arterias pulmonares se ensanche y, como consecuencia de ello, disminuya la presión generada en el pulmón debido al bombeo de la sangre procedente de la aurícula derecha del corazón. Tomo diez pastillas diarias y estoy en una fase tan avanzada que los médicos han iniciado el protocolo de trasplante de pulmones y corazón. Aunque estoy convencida de que no será necesario. Por mi parte ¡haré todo lo posible para que así sea!

Este libro arranca de la vida, y paso a paso, línea a línea, en ella sigue. Te escribe este libro el que posiblemente sea el caso de hipertensión arterial pulmonar más grave que ha llegado al hospital para su ingreso en España y que ha sobrevivido (¡dieciocho síncopes no los tiene cualquiera!). Todo un fenómeno a tu servicio.

Pero padezcas lo que padezcas, deseo que no tengas que ver, como tuve que ver yo, la cara de los médicos mientras te dicen que lamentan haberte diagnosticado la enfermedad tan tarde, ya que desgraciadamente está en una fase muy avanzada, incurable y con una esperanza de vida mucho menor de la que me correspondería. Por supuesto que esperan una mejora después de salir de la UCI, pero la realidad es que el curso de esta enfermedad es progresivo y fatal.

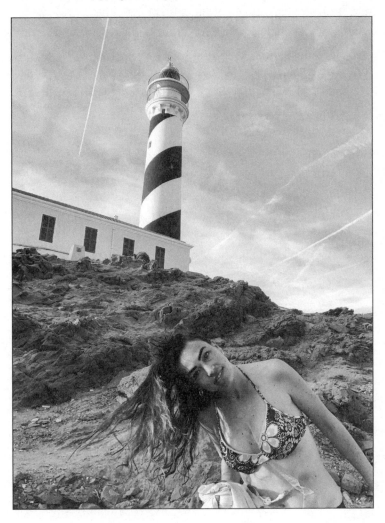

Poco después de salir del hospital, en el faro de Favàritx, Menorca.

Este libro no es solo para quienes, como yo, padecen una enfermedad minoritaria, silenciosa y mortal, sino que está pensado para todas las personas que han visto cómo un diagnóstico médico, en forma de sentencia, ha cambiado su vida y su percepción del futuro; ya sea de cáncer, ELA, fibromialgia o cualquier otra enfermedad crónica y de nombre siniestro. Parecería que la única posibilidad entonces fuera oír los graznidos de los cuervos sobre el cielo de un cementerio mientras suena la marcha fúnebre. Ante este hecho, pienso… ¿No podemos cambiar juntos de emisora y de paisaje?

Vamos a bailar funky en una playa de aguas azul turquesa de mi tierra, Menorca.

¿Para quién es este libro?

Al principio pensé que este libro iba destinado a aquellas personas sacudidas por el inicio de una enfermedad crónica y de desenlace fatal, ya sea genética, estructural o de causa desconocida. Enfermedades duras como el parkinson, todos los tipos de cáncer, el tumor cerebral, la esclerosis múltiple, el síndrome de Rett, la enfermedad de Huntington o, como en mi caso, la hipertensión arterial pulmonar.

Estas afecciones, de transcurso progresivo y esperanza de vida, de entrada, corta, llevan aparejado en la mayoría de los casos un estado mental y anímico nefasto para nuestro equilibrio emocional. Además, pueden dificultar la convivencia con los familiares, que no saben cómo tratarte, no están preparados para cubrir tus necesidades o, simplemente, no han descubierto la nueva persona que eres una vez que tus creencias han quedado demolidas y tus valores, desterrados por la enfermedad. Y aprovecho para susurrarte: resurge de las ruinas, abraza tu alma y quiérete. ¡Tal vez con el paso del tiempo tu físico se regenere! ¿Acaso no es este nuestro propósito? Hablo de sanar nuestra alma y que ello redunde en beneficio de nuestro físico.

Las enfermedades crónicas son dolencias con procesos degenerativos para el cuerpo, y en los obituarios de las personas que la padecen se suele decir: «sufrió una larga enfermedad». La sociedad no sabe muy bien qué hacer con un enfermo crónico, parece que genere interés «la noticia bomba»… *¡Oh! está en la UCI debatiéndose entre la vida y la muerte; ¡Oh! sufrió un grave accidente; ¡Oh! le han diagnosticado en un estado muy avanza-*

do..., pero después todo se normaliza y es un poco como si ya no fueras útil para nadie. Sintiéndote un objeto que ha perdido valor.

Cada enfermedad actúa de modo diferente en cada cuerpo. Los datos estadísticos no deben ser un nudo en el cuello y en el corazón, pues pienso que nadie está sentenciado de verdad. Además, si tienes un ochenta por ciento de posibilidades de sobrevivir, no te mueres o vives a un ochenta por ciento sino que vives o mueres al cien por cien, ¿no crees?

Sin duda, las enfermedades de dolor agudo y fase terminal apenas te permiten sobrevivir por un breve lapso de tiempo. En ese caso se trataría ya de aprender a morir en paz y enfrentarnos con temple al mayor misterio.

Así pues, ¿a quién va destinado este libro? Al final consideré que también podía resultar útil a quienes sufren molestias agudas o crónicas, malestares invalidantes pero no mortales. Migrañas, problemas articulares, diabetes, fibromialgia, artritis, artrosis, escoliosis y un largo etcétera de compañeros que no te abandonarán «nunca», que no se irán «jamás», que están «para toda la vida», «para siempre»... ¡Palabras que nos hace parecer más longevos de lo que en realidad somos! Y bien mirado, también creo que es un buen libro para afrontar la vejez. La vejez se podría explicar como el hecho de vivir con salud delicada y una esperanza de vida menor. No es una enfermedad, es una etapa de la vida, pero con unas características muy parecidas a un cuerpo joven y enfermo. ¡Así que este libro me va ayudar ahora, que tengo treinta y seis años, y cuando cumpla los ochenta y seis!

Cómo vivir una enfermedad incurable podría ser válido incluso para las peores dolencias, las invisibles: los achaques que no salen en los listados de codificación. Los celos, la envidia, querer ser y estar donde no te corresponde... o ser realmente feliz y que de repente tu vida profesional se vea mermada por un acoso laboral que te descomponga como ser humano. Todo ello no aparece en la CIE-10 (Clasificación Internacional de Enfermedades, décima versión) ¡No aparece todavía!, pero cuando sufre el alma, sufre el cuerpo. Si no entiendes el lenguaje de tu alma, escucha al cuerpo; el cuerpo nos habla.

Erasmo de Róterdam dijo que la filosofía es una meditación sobre la muerte. La filósofa que colabora conmigo en este libro considera, como yo, que la filosofía es una meditación sobre la vida, sus posibilidades y riquezas; eso es lo que de veras nos interesa. Morir, vamos a morir todos; así que es bastante inútil lamentarse o desesperarse, va a ocurrir queramos lo que queramos; en cambio, sí podemos meditar acerca de cómo vivir. Y lo que he descubierto es que saber cómo vivir es lo importante, dure la vida un día más o cien años más. Morir no debe preocuparnos; aunque nadie sabe muy bien cómo hacerlo, cuando llega el momento todos, más bien o más mal, logran su cometido.

Como ya te he avanzado, desearía que te tomaras este libro como un curso para vivir la enfermedad. Por desgracia, tal como he mencionado con anterioridad, en los centros educativos no se imparten algunas materias que son verdaderamente fundamentales: cómo amar, cómo cuidar a una persona mayor en casa, cómo afrontar una separación, cómo ser más responsables y empáticos; todos enfermaremos, así que este libro es para todos porque tarde o temprano todos nos pondremos en contacto con nuestra propia precariedad; y, paradójicamente, puede ser también una experiencia maravillosa. Quizá, de las más importantes y sublimes de cuantas experiencias vayas a vivir.

Gracias por tu confianza, pondré toda mi alma en no defraudarte.

Los médicos del cielo o un libro lleno de consejos del más allá (o del fondo de tu corazón, como tú quieras)

Soy consciente de que páginas atrás he mencionado a los médicos del cielo. Estoy entrando de lleno en un tema que quizá te hará arquear las cejas y que a mí me desnuda completamente porque es muy íntimo. Cuando me debatía entre la vida y la muerte sentí, de forma clara y sin lugar a dudas, que era curada por seres que estaban en un plano superior.

La ciencia, o quizá tú mismo, dictaminaría que las sensaciones de este tipo, tales como un gran bienestar, ver un túnel con una luz blanca o, en mi caso, sentir que me estaban asistiendo, son alucinaciones de mentes en proceso de colapso. Yo vi claramente cómo me introducían un tubo en la laringe para darme aire o cómo, ante una caída, me sujetaban la cabeza para que no me hiciera tanto daño. También durante el síncope del 24 de diciembre del 2016, estando de copiloto dentro del coche, sentí que una presencia estilizada y sanadora me sujetaba para que no me diera de bruces lateral o frontalmente. En la UCRI (Unidad de Curas Respiratorias Intensivas), con mi último aliento de vida, gracias a la certeza de haber sido asistida durante todos y cada uno de mis síncopes, mi revelación fue: «continúa», porque no quieren que esta sea «tu hora». Acto seguido entré en la UCI y pacté con ellos avanzar en el aprendizaje de mi alma y llegar a ser mejor persona puliendo mi ego. Y a partir de ese momento me siento a su servicio, en su acogedor regazo.

Muchos pueden creer que estas sensaciones y mil más son causadas por un aumento repentino de la actividad eléctrica neuronal, propia de un cerebro sobrexcitado con una corteza visual muy activada (vemos con nitidez lo que es solo producto de la mente). Y es que, cuando se acoplan ondas de baja frecuencia con oscilaciones gamma, se tienen sensaciones visuales indiferenciables de las reales. ¡En fin, que un cerebro haciendo su última explosión neuronal antes de apagarse definitivamente puede ofrecer experiencias hiperrealistas!

Sin embargo, la ciencia no ha conseguido explicar cómo es posible que, tras una caída tan brutal, de frente, por unas escaleras del metro, no sufriera ni un rasguño, cuando lo lógico hubiera sido que mi cara se hubiera convertido en un cuadro cubista.

Así que siempre me he sentido, de alguna manera, protegida, y cada día he respirado hondo, he meditado y he esperado un mensaje de ellos. Los he apuntado día a día con la certeza que pueden ayudarte, ya que son consejos fundamentales para recuperar la salud.

Si no te ha convencido esta explicación, te ofrezco otra que llega exactamente al mismo punto. Cada día he meditado, me he quedado en silencio y he esperado que surgiera mi sabiduría más íntima, aquella que solo se despierta ante los hechos extraordinarios, como las enfermedades o las situaciones límite. Mi colaboradora me recuerda que filósofos como Jan Patočka dijeron que los hombres que regresaban de la guerra traían consigo un secreto revelado.

Puedes elegir pensar que los mensajes que pongo por escrito son simplemente míos, fruto de la sabiduría interior, de la madurez inmediata, de la clarividencia que se alcanza al padecer una enfermedad grave, o bien creer, como creo yo, que forman parte de este mensaje celestial que he recibido cada día desde que salí de las puertas de la muerte. Tú eliges la explicación que prefieras —más espiritual o más científica—, porque lo único que importa es mi convencimiento de que son buenos consejos que te ayudarán. Son consejos que pueden añadirse a los que tú crees o descubras y que pueden servirte. Están ahí, como una mesa acogedora con una humeante tetera de acceso libre; nadie te dice nada, tú eliges si te apetece servirte una taza.

Así que te contaré un secreto: este libro está lleno de ese tipo de consejos que he ido recibiendo diariamente, son los que llamo consejos de los buenos. Y lo son en dos sentidos: son buenos consejos —que es lo que cuenta— y, según yo lo interpreto, provienen de los seres buenos, esos que tanto me cuidaron en mis peores momentos.

Los irás encontrando a lo largo de todo el libro, son los que llamo «mensajes de los ángeles».

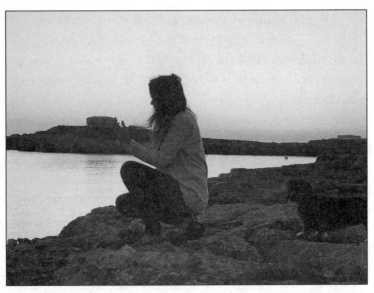

Contemplando la puesta de sol frente al mar, no paran de hablarme.

Plan de trabajo

¿Para qué un plan de trabajo si nadie, y menos nosotros, sabemos dónde estaremos mañana?

He llegado a una conclusión que constituye una de las piedras angulares de este libro: morimos igual que vivimos, vivimos una enfermedad tal como somos. ¿No estás de acuerdo? Cuando veo al pensador Emilio Lledó, con noventa años, con la mente clara, la palabra justa, la serenidad precisa, esa sabiduría elevada pero a la vez tan humana, sencilla, natural y humilde, es evidente que por su avanzada edad no debe de hacer grandes planes de futuro, pero es un experto en dar significado a un presente continuo. Con ejemplos como el suyo, me doy cuenta de que es posible vivir, vivir bien y conscientemente, elevadamente, siempre. No podemos aspirar a ser sabios, pero sí podemos lograr aproximarnos al arte de vivir (un arte que también incluye vivir sin saber cuándo se acabará el viaje).

Enfermamos tal como vivimos. Me explicaré mejor: mucha gente afirma que la gente mayor es cascarrabias e intolerante. Yo creo que de viejos somos tal como éramos de jóvenes, a lo sumo se intensifican las cualidades y los defectos que ya teníamos. Cada uno lleva en su interior el anciano que será, y si ejercita la tolerancia, la comprensión y la ternura se convertirá en una abuela dulce, comprensiva y amable.

La muerte es el punto final de una vida, y nos enfrentamos a la muerte con las cualidades y defectos que cultivamos y arrastramos en el trayecto de la vida. Con la enfermedad ocurre lo mismo: somos como enfermos la imagen en el espejo de lo que somos como personas sanas. Si somos personas intolerantes, seremos enfermos intolerantes; si somos personas maduras, viviremos la enfermedad con madurez. Y el tiempo de la enfermedad es sobre todo tiempo de vivir; es decir, un tiempo perfectamente válido para trabajarse a uno mismo.

> Por tanto, no se trata tanto de cómo vivir, cómo sentir, cómo actuar, sino de cómo ser y a partir de ahí vivir, sentir y actuar desde uno mismo.

He analizado a algunas personas que admiro, condenadas por una enfermedad, y me he dado cuenta de que siguieron siendo quienes eran, con sus pasiones, talentos y vocaciones, hasta el último momento. Sí, se tiene que vivir como si fuéramos a vivir al margen de los días futuros. Es decir, que la muerte te sorprenda siendo quien eres y haciendo aquello con lo que más te identificas. Siendo tú, en la mayor medida posible, hasta el último momento.

Tú eres un enfermo diagnosticado, ¡tienes muchísima suerte! Estás rodeado de personas que están enfermas y no lo saben. En serio, hay decenas de personas a tu alrededor con enfermedades que no saben que padecen: cáncer, diabetes, artrosis... ¡Y todos paseamos por el mundo como si fuéramos inmortales! Nadie sabe cuándo llegará su hora. He conocido a personas con reproducciones tumorales, tan enfermas que consideraron que no valía la pena dejar de fumar... y llevan diez años fumando. He conocido a personas que durante décadas superan nuevos cánceres, y otras que estando completamente sanas han muerto de manera repentina y absurda, sea por un accidente de tráfico o por un inexplicable ictus.

Yo misma estaba realmente en peligro de morir cuando los médicos me aseguraban que estaba sanísima y que se trataba solo de un problema emocional. Ahora, diagnosticada de una de las peores enfermedades cardiopulmonares que existen, estoy mucho más tranquila porque me someten a controles médicos constantes.

Bien mirado, todo ser vivo es un enfermo terminal. Si la esperanza de vida son ochenta años, Madonna, la cantante, a sus sesenta años, sufre una enfermedad terminal (la propia vida) que estadísticamente acabará con ella en veinte años. Sí, de acuerdo, viéndola bailar *Hang up* nadie lo diría, pero la procesión va por dentro.

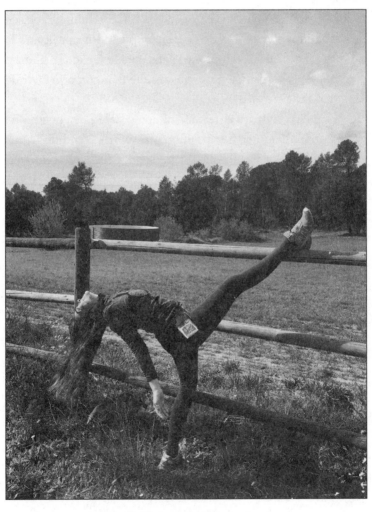

¡Y viéndome a mí tampoco!

Nacer nos convierte inevitablemente en mortales. Oímos decir cosas como «sufrió un accidente cardiovascular», sufrió un accidente... como si se tratara siempre de causas ajenas, injustas, imprevisibles; que no tendrían que haber ocurrido... Y todos pasaremos por ello, la absoluta totalidad de todos nosotros «sufrirá» tarde o temprano «un accidente» que nos presentan como aleatorio, fortuito y consecuencia de la peor suerte. Es curioso tener todos los números de una lotería y que siempre te toque como por una extraña casualidad. Deberíamos decir «le llegó su hora, no es culpa de nadie, como a todos nos llegará la nuestra». Pero suena raro, suena fatal, suena tétrico. Y aun así creo que es la verdad, aunque nos resulte más cómodo vivir de espaldas a ella.

Yo quiero vivir mi enfermedad como cualquier tiempo de vivir, como cualquier tiempo humanamente entendido; cumpliendo mi mejor destino de ser persona. Creciendo humanamente, desarrollándome; y esto es así, no solo porque me parece la principal tarea que debo llevar a cabo, sino que además estoy convencida de que con esta línea de conducta y de pensamiento contribuiré activamente a mejorar mi vida.

Con Montse Barderi, hemos diseñado un plan de vida que señale las líneas más importantes de un ser humano completo, vivo, elevado y profundo en una situación de enfermedad. El sistema que encontrarás en este libro está basado en diversas direcciones que son interdependientes las unas de las otras y que están dividas en diferentes apartados que te anunciaré y a continuación comentaré muy brevemente.

La fase 1. En esta primera fase aprenderemos a: asentar bien el terreno antes de empezar la casa. Anotando en ella palabras como «aceptación», «entorno», «economía» y «enfermedad», ya te haces una primera idea de los temas que se tratan en este apartado.

La fase 2. Direcciona tu alma, apunta tu espíritu en dirección a quien eres de la manera más elevada y digna.

La fase 3. Incluye trabajos de autoconocimiento para mejorar, hacer y crecer no de manera homologable e intercambiable (cada uno tiene su mejor forma de ser). El objetivo es que cada uno encuentre su nivel más elevado, que parta siempre de sí mismo y no de una humanidad abstracta. Se trata de crecer desde ti, desde tus características personales, tus talentos, habilidades y preferencias. Incluye la ética y el amor. Sobre la ética: estoy convencida de que la única misión, el verdadero éxito, lo único de veras importante es ser una buena persona; el resto son solo detalles. Por esto incluiremos las cualidades éticas que nos parecen más importantes para vivir (sí, vivir con toda la plenitud que esta palabra implica) la enfermedad. Y, por supuesto, el amor: una vida sin amor es una vida que no merece ser vivida. Pero el amor no es solo cuestión de suerte, sino de ser alguien digno de ser amado y eso conlleva un trabajo personal. Vamos a potenciar una vida en que amar y ser amado sea posible. No solo porque el amor es el gran patrimonio de una vida, sino porque seguramente es una de las mejores medicinas que existen.

La última fase es para moverse, salir al mundo, desde el propio yo. Y conseguir nuevos objetivos. Analizaremos cómo piensa y actúa alguien que consigue lo que quiere. Conseguir lo que uno quiere no siempre es un movimiento activo, dominante, de fuerza, de ímpetu… A veces conseguimos lo que queremos mediante una fuerza inversa, una serena e incluso en cierto modo alegre aceptación. Porque en la vida siempre hay una doble pregunta: ¿Qué ganas cuando pierdes? ¿Qué pierdes cuando ganas? En efecto, creemos que una mente sana (independientemente de un cuerpo enfermo) tiene proyectos, ilusiones y está orientada al futuro o plenamente presente en la propia vida. Recuerda; nadie conoce la fecha en que abandonará el mundo. Si lo dudas, mira la película *Los sueños,* de Akira Kurosawa, realizada por un joven de ochenta años lleno de ilusión. En esta fase también incluimos la cultura. La cultura es esencial para tener una buena vida, pero cuando las fuerzas fallan es imprescindible. En este momento no sabría decirte qué es mejor, si un descenso en esquí o descubrir la música de Monteverdi; no sé qué es mejor, si hacer windsurf o leer un buen libro; no sé qué es mejor, si bailar o ver una buena película... solo sé que aun estando enfermo la cultura es casi siempre posible, y es uno de los mejores mundos en los que vivir. Finalmente, disfrutar: una vida sin pasarlo bien no tiene mucho sentido. Así que, aun cuando te parezca imposible, una determinada mirada y actitud posibilitará una cierta alegría de vivir. En esta última fase también incluimos los cuidados físicos: he diseñado un programa de ejercicios que puedes hacer en casa, y los he llamado Flowing Health porque es la vertiente práctica de la primera parte, teórica, de este libro. Flowing Health es fluir en tu estado de salud, dejarse llevar de forma suave, e incluye mis conocimientos en meditación, pilates, yoga y danza. Además de unos consejos alimentarios y de higiene postural.

¿No te mueres por empezar? No, por favor, no te mueras antes de que empecemos, yo prometo no hacerlo hasta muchos años después de terminar este libro. Igual que tú. Vamos allá. Pero antes déjame explicarte un cuento.

El conjuro

Hace muchos, muchos años, en un pueblo muy lejano, vivía una bruja buena que recogía de los campos hierbas para las dolencias; sabía curar las verrugas y conjurar al mal tiempo para que a los más ancianos no les dolieran los huesos. No parecía una bruja de verdad; no tenía varitas, ni aparecían humo y fuego como consecuencia de sus conjuros. Era una bruja rara, no una bruja de manual, pues decía que no existe un manual sino solo el libro de cada uno. Pero sí era muy buena en algo: ayudaba a los muchos visitantes que acudían a ella en busca de un remedio de los más importantes y difíciles de encontrar: compañía y atenciones.

Un día llegó a su choza una hermosa mujer de pelo gris, de unos setenta años, que al darse cuenta de que le quedaba menos vida en el futuro que en el pasado se había empezado a angustiar, así que le pidió lo siguiente:

—Quiero vivir muchos años, muchísimos.

—¿Y cuántos años tienes el deseo de vivir? —preguntó la vieja bruja.

—Había pensado vivir ciento treinta años. Según tengo entendido, hay algunas ancianas en Japón que lo han logrado.

—¿Por qué tan poco tiempo? —inquirió la bruja—. ¡Vive más! Tendrás salud, has trabajado mucho, te mereces un tiempo largo para ti.

—Bien, sería fantástico poder vivir ciento cincuenta años.

—No te cortes, mujer. Sé atrevida, sueña, el conjuro vale igual para mucho más tiempo.

—Sí, tienes razón. Tengo setenta años, mucha experiencia,

muchos conocimientos. Podría vivir perfectamente quinientos años sin aburrirme.

—¡Por qué tan poco tiempo! No seas modesta: ¿por qué no mil o dos mil años? O, mejor aún, ¡vivir para siempre!

—¡Oh! —exclamó la mujer, maravillada—, ¿de veras sería posible?

—¡Claro que sí! —contestó con seguridad la bruja—. Solo tienes que quedarte aquí una temporadita.

—Genial, estaré aquí contigo un tiempo, y cuando sea eterna volveré a la ciudad y empezaré a hacer todo aquello de lo que me quiero ocupar en los próximos siglos: estudiar todos los idiomas, leer todos los libros, ser una gran flautista…

—Todo esto llegará muy pronto, después de mi conjuro infalible.

Y empezaron a convivir, a charlar, a reír y a hacer proyectos para mejorar la casa. Construyeron un huerto, descubrieron un manantial de agua caliente y crearon una piscina natural, leyeron los autores de los que siempre habían oído hablar pero que nunca se habían atrevido a leer, como el *Quijote* (que, por cierto, les pareció maravilloso).

La mujer se sentía rejuvenecida, inserta en una perfecta ubicación del tiempo, en una vida llena, sin prisas, sin ambiciones desmedidas, con complicidades y harmonía. Si hubiera pensado, si hubiera reflexionado sobre ello se hubiera dicho a sí misma: soy feliz. Pero estaba demasiado absorta en la vivencia para constatar una certeza.

Y un buen día, ocurrió; la bruja le dijo: «Por cierto, ya ha pasado demasiado tiempo, mañana debería hacerte el conjuro para vivir para siempre». «¡Ah! —respondió la mujer—, ya no me acordaba; la verdad es que ya no me importa…»

De este cuento tal vez podemos extraer tres conclusiones:

1. Nunca se vive demasiado. La mujer va aumentando la cifra de los años que desea vivir y nunca tiene suficiente. ¡Tendría-

mos quinientos años y, con salud y experiencia, quisiéramos seguir viviendo! Incluso más que ahora, ya que descubriríamos lo que solo se puede aprender a través de los siglos.

2. La eternidad está al alcance de la mano, solo debemos estar inmersos en nuestro tiempo de vivir, plenamente, por completo, entregados a la vida.

3. Para ser eterno se tiene que tener cariño, cultura y proyectos.

Y ahora sí… si quieres empezamos la primera fase del viaje.

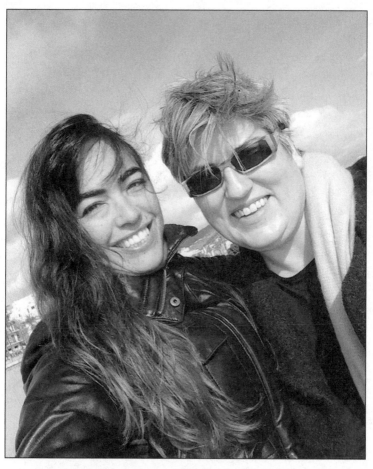

Con Montse Barderi creando una filosofía de vida.

||||||||||||||||||||||||||||||||||||||

PRIMERA FASE

TOMANDO TIERRA

La base imprescindible cuando enfermas

|||||||||||||||||||||||||||||||||||||||||||||||||||||||||||||||||||||||||||||||||

Introducción

|||||||||||||||||||||||||||||||||||||||||||||||||||||||||||||||||||||||||||||||||||

Esta parte del libro es muy práctica y de sentido común. Si este libro versara sobre el arte de viajar, esta parte no te enseñaría a disfrutar del paisaje ni te daría una lista de lugares secretos que visitar; te explicaría cómo doblar la ropa de modo que cupiera toda en la maleta o a superar el miedo a viajar en avión. Si este libro tratara de la meditación en el jardín, no te hablaría de meditación y observación, sino de tipos de plantas, tierra y frecuencia de riego. Como sabes, trata de enfermedades incurables y la primera cosa importante es no sentir lástima, rabia ni resentimiento por tu situación, pues son un lastre que nos impide avanzar a niveles más interesantes de ser y entender la realidad.

¿Por qué yo?

La primera pregunta que te asalta es ¿por qué yo?... Nadie aparece en televisión llorando cuando le ha tocado el gordo de Navidad. El afortunado no se pregunta entre lágrimas ¿por qué a él le han tocado tantos millones? Así pues, hay muchas loterías en el mundo: las negras, que son los infortunios, y las rosas, que son los azares más afortunados. Todos tenemos números para que nos toque una u otra. Cada día hay loterías negras en el mundo: personas que mueren de hambre, infecciones y falta de recursos, padres que viven la muerte de sus hijos, personas diagnosticadas con enfermedades, personas que pierden injustamente su empleo... y un largo y terrible etcétera. La lotería negra da centenares de «premios» cada segundo y en todos los continentes; y luego existe la lotería rosa, en la que miles de personas son agraciadas con grandes oportunidades y varias suertes. A todos nos toca, tarde o temprano, una participación de rosa y otra de negro (la proporción depende de cada vida). Aunque como intentaré demostrarte en la segunda parte del libro, a estas alturas de mi vida ya no sé exactamente, ni con unas fronteras tan definidas como antes, cuál es la rosa y cuál la negra.

Enfermar no es un fracaso vital

Vivimos en una sociedad que sobrerrepresenta los modelos de éxito (un éxito muy determinado y discutible): «salud», «belleza», «riqueza», ser *influencer* o vivir para Instagram con miles de seguidores. Suele ocultarse todo aquello que también es parte de la vida —de la vida de todos— porque se lo asocia a un fracaso. Así que tengo una mala noticia: con este modelo estamos todos condenados a fracasar. Y ya no digamos si sufrimos por lo que, a mi parecer, son las enfermedades más estigmatizadas: las mentales.

Siempre podemos favorecer la salud pero no garantizarla. Enfermamos única y exclusivamente, simple y llanamente, porque estamos vivos. Durante este tiempo que he estado enferma he leído varios libros sobre nutrición. Algunos autores aseguran haberse curado a sí mismos de terribles enfermedades comiendo crudos, haciendo ayunos o combinando diferentes alimentos de una determinada manera. Lo que dicen unos se contradice con la experiencia de otros. Pienso que, en asuntos tan importantes como la alimentación humana, no existe «la verdad», sino «muchas verdades».

Sin embargo, hay cierto consenso en que un descanso reparador, el contacto con la naturaleza, una alimentación sana y variada con predominio de frutas y verduras, unas relaciones profundas y sanas, la alegría de vivir, intereses y aficiones son lo que constituye una vida sana.

Me rondan pensamientos acerca de cuáles han sido los desencadenantes de mi enfermedad: luchar por no perder, sufrir por quien no sabe querer, vivir centrada en mi ego, ser incapaz de realizar el proceso de un duelo, o dos o tres; andar deprisa absorbiendo la contaminación del centro de una ciudad, la carta genética —he recordado que mi abuelo tuvo problemas pulmonares—, o mejor aún: la suma de todo ello. En serio, no vale la pena invertir tiempo en ello, pues la causa no la encontraré y tampoco podré combatirla porque tengo que acompañar a la enfermedad y encontrar interpretativamente la causa no es acabar con el problema. Es fácil rebatir el argumento de la causa: hay personas con más estrés que yo, que hacen mucho más ejercicio, que viven en ciudades más grandes y más contaminadas, etc., y que aun así no padecen mi dolencia. Por tanto, simplemente te toca porque podía tocarte, y podía tocarte porque estás vivo. Hay casos en que la causa y el efecto son más discernibles, como entre el tabaquismo grave y el cáncer de pulmón, aunque también se dan casos de cáncer de pulmón entre no fumadores.

Lo verdaderamente importante es que vas a tener la mejor actitud para ayudar a tu cuerpo, pero no lo dominas. Puedes colaborar con él, mitigar, mejorar y prevenir, pero él tiene su propio destino. Prueba de ello es que hay familias con problemas cardiovasculares y otros con más tendencia a enfermar de cáncer. Y como los hechos soportan todo tipo de explicaciones, alguien te dirá que se transmiten de padres a hijos los mismos problemas emocionales. Debo confesar que no lo sé, el cuerpo y la salud soportan muchas interpretaciones posibles, historias con sentido hay muchas, la verdad no está en posesión de nadie.

Es de locos pensar que eres el culpable de tu propia enfermedad, pero sí que a veces —al menos yo— puede pensarse que una cierta forma de actuar ante la vida, que has aprendido aunque no te la hayan enseñado, da lugar a que te EQUIVOQUES. En mayúsculas, sí, porque careces de tao para fluir con los acontecimientos. Pero al mismo tiempo, lo cierto es que hay sucesos y circunstancias inevitables y tu forma de actuar es básicamente de supervivencia, y, bien o mal, no sabías hacerlo mejor. Entonces este concepto de «culpable/error» desaparece, no existe. Forma parte de nuestra propia evolución y aprendizaje. Lo menciono por las malas pasadas de la mente que te llevan a sentimientos como: «tal vez podría haber evitado padecer cierta enfermedad.» Así pues, este concepto puede coexistir en nosotros pero no es real porque no nos provocamos nada conscientemente.

La vida es también una cinta deslizante que nos arrastra de un punto a otro de la existencia, lo único —y es muchísimo— en que podemos incidir es en la calidad del ser que es arrastrado por el destino. Esta frase, la última, puesta aquí como quien no quiere la cosa, es otra de las piedras angulares de todo este libro; hablaremos largo y tendido de ella más adelante, en la segunda fase. Trabajaremos a todos los niveles, y de hecho las fases que te propone este libro son un tratamiento transversal que parte de convicciones íntimas para llegar a cuestiones tan prácticas y sencillas como series de ejercicios cuerpo-mente que puedes hacer en cama o en estadios convalecientes.

> Sentimos que no es justo estar enfermos, pero podemos y debemos acompañar la enfermedad con la mejor actitud mental. Enfermamos única y exclusivamente porque estamos vivos. Así que enfermos pero no vencidos, enfermos pero no culpables, vamos a ser para poder vivir.

Hay un libro desgarrador y bello de Maria Mercè Marçal, enferma de cáncer, titulado *Razón del cuerpo*. El cuerpo, efectivamente, tiene razones que no logramos comprender, puede seguir un dictado que a nosotros nos parece injustificable, pero así son las leyes de un cuerpo que se nos ha dado solo por un tiempo.

Me adelanto e incluyo aquí un aspecto que utilizan las personas resolutivas, exitosas y bien orientadas: evitar arrastrar contigo los pesos de la culpa, el reproche, el lamento por lo que pudo haber sido y no fue.

Si vas cargado de culpa, autoflagelación y reproche, ya no queda espacio para nada más. Son la antítesis de la alegría, la esperanza, la fe y el optimismo. Y te aseguro que sin ellas no podrás superar las dificultades, y menos con una enfermedad a cuestas tan importante.

La alegría, la fe, el optimismo no niegan los problemas, no se esconden de ellos.

No mires atrás ni al lado

Qué fácil es idealizar ahora el pasado. Decirte a ti mismo que tenías todos los triunfos al alcance de tu mano y que todo acabó con la enfermedad, como si desde que estás enfermo el tiempo se hubiera suspendido, sin planes ni proyectos. Qué fácil es decirte que hoy ya solo existe la enfermedad y tu lucha; ¡ibas a conseguir tantas cosas a todos los niveles! Pero la enfermedad truncó tu vida. Es probable que te envuelvas en este tipo de pensamientos, quizá porque has hecho del pasado el lugar de las maravillas de la vida y a la sombra de la enfermedad todo irradia luz. Lo único que sabes es que hubiera sido otra vida, en cierto modo tal vez peor, carente de sabia conciencia, con dedicaciones desesperadas a lo que no tenía valor y realmente no importaba, con prisas, moviéndose en círculos y en busca de una plenitud y tranquilidad interna inexistentes. Una vida en la que no se comprende ni se piensa en serio sobre qué es esto de vivir y en qué consiste. Ahora sé qué es lo único que nos llevamos: quien éramos, en quién nos habíamos convertido cuando llegó el momento de morir: cuánto fuimos capaces de amar y de vivir.

Tampoco puedes mirar al lado, compararte con quienes prosiguen su día a día aparentemente sanos. Por ejemplo, yo estaba planeando ser madre, pero soplé las velas de mi treinta y seis cumpleaños sabiendo que eso no se podría cumplir. Con mi enfermedad, hoy por hoy, no se aconseja quedarse embarazada. Y sé que solo tengo dos opciones: o ser como la protagonista de *Yerma* o ser feliz. No sé si recuerdas el personaje de *Yerma*, de Federico García Lorca, que no pudo tener hijos, pero no tener hijos fue lo de menos porque, debido a su maldita obsesión, no pudo tener nada… ni un día de descanso. Sufrió lo indecible porque se encadenó a un no.

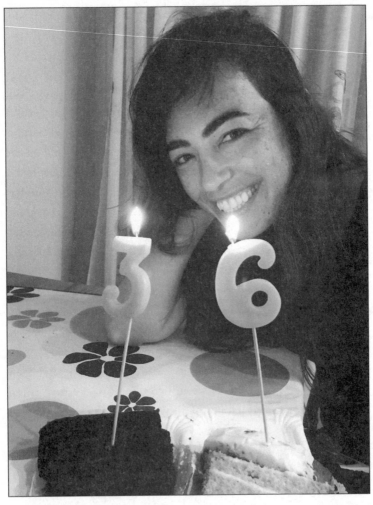

En pleno traslado, ya no podría vivir sola, la noche de mi cumpleaños.

Como decía Jorge Guillén: «Ser, nada más. Y basta. Es la absoluta dicha».

El futuro de la enfermedad, como el futuro de las relaciones o el futuro de la vida, es un enigma, algo un poco lioso, algo que no se deja esquematizar o simplificar en un taxativo blanco o negro. Esto es precisamente lo propio de la vida, de su misterio, de sus posibles sorpresas o imprevistos. También es propio del arte, de la literatura, de la historia... el reto reside en amar este camino, en amar esta incertidumbre. Poder abrazar este misterio sin terror, tomarle gusto a la intemperie, como quien, calado hasta los huesos por la lluvia, decide chapotear en los charcos y mirar sonriente el cielo. Se trata de amar la lluvia cruzando los dedos por los rayos.

> **Comparto la actitud del montañista: no piensa en la cima, piensa en el siguiente paso.**

Decide siempre que el presente es mejor, apuesta siempre por el presente; el pasado ya no está, queda un sabor, mezcolanza indiscernible de instantes positivos, negativos y neutros. Vivir en el presente es la vivencia real, no las entelequias ni los viajes mentales sin meta; solo vivimos lo que experimentamos, y solo experimentamos lo que somos capaces de vivir sin bloqueos ni defensas.

Cada vez que te aferras a un no

Cada vez que te aferras a un no, levantas un muro que no te permite ver el presente. Por supuesto, tienes que perseverar por tus sueños: en el apartado anterior te decía que ser madre es uno de los míos, entre tantos otros, así que he congelado dos óvulos para intentarlo cuando sea posible si es que en el futuro aún deseo ser madre. Ya sé que en mi caso la enfermedad no lo permite, pero… la ciencia avanza, y lo que hoy es impensable que ocurra mañana puede ser una realidad. Para mí el mundo está lleno de posibilidades y maravillas, aún y siempre. Pero lo más importante: he descubierto que, por cada no, hay un sí.

- NO PUEDO hacer pilates con la contundencia con que lo hacía y enseñaba antes, PERO SÍ aprovechar mis conocimientos de yoga, pilates, entrenamiento mental y meditación para crear un programa nuevo de ejercicio físico para cuerpos «especiales». Y por cierto, practicándolo me siento igual o más fuerte que antes.
- NO PUEDO trabajar, PERO SÍ puedo escribir este libro, que es el mejor trabajo del mundo.
- NO PUEDO tener a algunos amigos que han decidido no seguirme en esta etapa de la vida, PERO SÍ tengo a mi lado a las mejores personas.

Ejercicio

Completa tu lista (por cada «no puedo» encuentra tu nuevo «sí puedo»)

No puedo / pero sí puedo

Todo lo que puedes hacer y que te espera

El mundo sigue estando lleno de posibilidades y fantásticas opciones, aún y siempre. Lo sé porque ahora estoy enferma, pero he estado meses fuera de combate apagándome físicamente como una cerilla y semanas en la UCI sin apenas vida. Sé ver la diferencia que supone estar convaleciente en casa.

Tendemos a vernos a nosotros mismos del mismo modo que hemos sido siempre. Por ejemplo, en las temporadas que estoy en Barcelona, quedo con algunos amigos en el centro. Vivo en las afueras, así que cada vez tengo que caminar hasta la estación, viajar media hora en tren y andar hasta el café donde hayamos quedado. Es algo que he hecho siempre con naturalidad, así que mi primer impulso es decir lo que he dicho siempre, toda la vida: «quedamos mañana a las cinco en Gracia»; pues bien, me canso, así que cuando nos encontramos ya no puedo estar al cien por cien y durante la charla me siento frustrada; los encuentros se me presentan como un esfuerzo. Lo que no debo hacer es dejar de quedar con gente porque me resulta un tanto agotador. No puedo organizar salidas como siempre porque ya no soy la de antes y hay un nuevo ahora.

En primer lugar, tengo que aprender a no hacer planes a largo plazo. No podemos saber cómo nos encontraremos el miércoles que viene, así que de entrada solo decidimos que nos llamaremos el miércoles a ver qué tal estoy. Luego, voy a intentar reservar las energías para el encuentro, así que quedaremos en mi propia casa o más cerca de mi domicilio.

> **Hacemos planes pero decidimos el mismo día sin culpabilidad ni problemas.**

Es muy importante que escojas con sumo cuidado las luchas a las que tengas que enfrentarte y descartes las luchas optativas.

- Es optativo desgastarte y llegar hecho polvo a un encuentro por no saber cuidarte.
- No es optativo prepararte mentalmente y con serenidad para una prueba, operación o intervención que, lógicamente, te impone respeto pero que no puedes evitar.

Cuando alguien tiene poco dinero, no puede permitirse errar. Quien tiene mucho, sí. Por ejemplo, puedes montar un negocio, que no salga bien y montar el siguiente. Puedes hacer una reforma en casa, que no quede bien y repetirla. Pero cuando tienes poco dinero no puedes fallar, porque no tendrás una segunda oportunidad. A nosotros nos pasa un poco lo mismo: tenemos una energía y salud limitadas, así que debemos escoger y no fallar: seleccionar con esmero de qué nos preocupamos y de qué no; por qué nos disgustamos y por qué no.

> **Si te consumes en todas las batallas, llegarás exhausto cuando debas librar una guerra que requiera lo mejor de ti para que puedas salir victorioso.**
> **Concéntrate en todo lo que es posible, dependa de ti y sea importante.**

Por ejemplo:

Me preocupa que los próximos resultados sobre el estado de mi corazón no sean positivos. ¿Puedo hacer algo al respecto? No.

Así pues, debo tener control emocional y saber olvidarme de ello hasta que reciba los resultados.

¿He hecho todo lo que está en mi mano para que los resultados sean tan positivos como sea posible? He descansado, comido de forma sana y sin sal, he hecho ejercicio moderado (como por ejemplo andar), me he cuidado emocionalmente. (Haya hecho lo que haya hecho, hecho está).

Con independencia de los resultados, voy a intentar ayudarme al máximo; no a partir del momento en que conozca el estado exacto de mi corazón, sino desde hoy mismo.

Este es un ejemplo de una forma útil y positiva de afrontar la realidad. Si apago la capacidad racional y me entrego a los miedos, permito que los temores campen a sus anchas sin darme perspectiva ni soluciones, y en tal caso me convertiré en alguien angustiado que se condena una y otra vez a vivir un temor que aún no se ha materializado. Cuando llegue el momento nos enfrentaremos a ello, y lo haremos desde el centro de nuestro yo, capaz de analizar, pensar, sentir y actuar con coherencia y humanamente; es decir, con todos los miedos y temores que un ser humano —y no un robot— experimenta cuando se ponen en juego asuntos tan importantes como la propia supervivencia. En otras palabras, sé cómo debo actuar y pensar, y aunque algunas veces salga de mi camino, sé regresar a él.

Este último párrafo contiene ideas muy importantes. Las desarrollo de nuevo por puntos.

♦ Vivir enfermo es vivir con miedo. Si me entrego a los miedos, es muy probable que llegue a la desesperación.
♦ Enfrentarme a las cosas desde el centro de mí; sabiendo quién soy, no estando ajeno. Es como mirar un incendio desde el centro de mí o desde el pánico. Desde el centro de mí sé que no debo usar el ascensor, que debo agacharme para que el humo no me intoxique, que si estoy encerrada en una habitación debo cerrar las puertas y poner tollas húme-

das debajo de ellas…, mientras que desde fuera de mí salto por la ventana sin más. Afortunadamente, no estoy en una situación tan límite, pero relacionarse con el mundo desde el centro de uno mismo es una idea fundamental. Ver, mirar, decidir desde quien eres. No movida por el miedo o reaccionando a él. Nadando tú, no arrastrada por las olas como si de un pedazo de madera se tratara.

- Tengo un camino y sé regresar a él. Significa que sé lo que en general tengo que hacer y ser, pero que si, aun así, una tarde lloro o me siento angustiada no por ello me condeno ni me importa; sé volver al centro de mí.

Vivimos lo que pensamos

Si cierro los ojos, me imagino un mar calmado, un día radiante, un descanso maravilloso sobre la arena, sin hacer nada, disfrutando del mar, bañándome, tomando el sol, ningún lugar en el mundo mejor que este... mi cerebro vive lo que imagina y mi cuerpo se relaja.

Si me imagino lo peor de lo peor, no hace falta poner ejemplos: todos tenemos miedos sobre nuestra enfermedad y desenlace; si pensamos en ello, nuestro cerebro también lo vive y sufrimos algo que no está sucediendo.

Pensar en negativo no te ayuda, esta es la principal razón por la cual no debes hacerlo, porque debes alejarte de todo aquello que te pueda perjudicar. No estoy hablando en términos de racionalidad, probabilidades y estadísticas. Estoy en otro plano.

> El plano estadístico te dice: si puede ocurrir, piensa en ello.
> El plano sabio te dice: no te dejes gobernar por
> emociones negativas.

Es una instrucción fatal para ti y para todos: pruébalo, es horrible.

Si puede ocurrir que esta noche mueras porque te has dejado el gas abierto, no lo dudes: piénsalo. Y podrías decir: «Bueno, pues voy, compruebo que el gas está cerrado y me quedo tranquilo». Pues no, porque la ley consiste en «si puede ocurrir, piensa en ello»; y como casi todo puede ocurrir, el paso siguiente podría ser: «entonces, si puedes morir porque pueden entrar en tu casa ladrones sumamente violentos, piensa en ello».

En efecto, el cerebro quiere protegerte, así que pensará y se anticipará a todos los supuestos que puedan constituir un peligro para ti. Y eso es tanto una gran arma de supervivencia como una perfecta vía para convertirte en alguien asustado y neurótico.

El arte de vivir consiste en la justa medida entre dos extremos y en pensar correctamente; y a veces pasa por no pensar demasiado.

Por tanto, vamos a ayudar a nuestro cerebro superprotector a pensar mejor. De manera más elaborada y menos en plan «¡socorro!, ¡fuego, fuego, fuego,! ¡Oh, una ventana en el séptimo piso!».

Necesitas vivir centrado en ti, en tu yo, necesitas ver el mundo desde ti mismo. Necesitas un yo sólido desde donde enfrentarte a los problemas sabiendo qué quieres, qué sientes, qué te pasa. Cuáles son tus principios y convicciones.

Es decir, necesitamos estar en la cabina de mando del capitán del barco. Con el timón en las manos. Si nos descolocamos, si una emoción, un hecho o una falta de estructura personal hace que abandonemos el puesto de mando, estamos perdidos. Es como si en plena tormenta marina nos fuéramos a la cubierta, a la sala de máquinas o saltáramos al mar. Partimos de un «yo sé quién soy, puedo recibir lo bueno del mundo y evitar algunos males. Solo desde quien soy y centrado en mí».

¿Si yo estoy conmigo, quién contra mí? Si tú sabes quién eres, cómo debes, puedes y sabes enfrentarte a los problemas, entonces tienes la mejor arma del mundo. Pueden pasarte cosas, pero seguirás siendo tú, viendo la vida desde tus valores, viviendo desde tu ser.

Para no apartarte de ti mismo, te aconsejo:

- **No convertir en regla general un hecho aislado.** A partir de un hecho aislado no debes sacar conclusiones perdurables acerca de tu personalidad o del estado de tu salud. Supongamos que tienes una cierta tendencia a estallar, algo que has detectado y en lo que hace tiempo que trabajas porque sabes que no te ayuda y perjudica a los demás. Adviertes que, debido a la enfermedad, es decir, a los dolores y frustraciones que conlleva, tu nivel de irascibilidad ha aumentado. Puedes concluir que has fracasado, que eres una persona que estallas, sin capacidad de corregirte, y prueba de ello es que has gritado a una enfermera. Es un momento que has vivido, pero esto no significa que tu trabajo para regularte haya desaparecido. Evita que un acto aislado ofrezca un retrato definitivo de ti mismo, no te lo mereces y es un tipo de pensamientos que no te permiten mejorar. Yo tengo pánico a sufrir un nuevo síncope. Es dolorosísimo despertarte de él. El corazón no bombea adecuadamente, la sangre no se oxigena y lograr que todo tu cuerpo vuelva a funcionar es un infierno dolorosísimo. Nada que ver con despertarte de un desmayo o de una anestesia, es otro nivel de dolor y psicológicamente es muy estresante. En cuanto me mareo o me siento cansada, se disparan todas las alarmas; no puedo vivir con este temor a todas horas y he trabajado activamente para que no fuera a más y se apoderara de mí.

♦ **Recolectar datos en tu contra.** Es lo que suele hacer la gente manipuladora cuando quiere desprestigiar a alguien, utiliza un caso aislado para definir su forma de ser. Selecciona cuidadosamente algunos aspectos de su persona para concluir que es un ser impresentable. El problema y lo triste es cuando lo haces tú y en contra de ti mismo. Con la enfermedad es muy fácil hacerlo: coge los síntomas, las recaídas, los ingresos hospitalarios y pon como resultado algo difícil de nombrar, miedo sin forma y sin nombre, que atemoriza más que un dolor concreto. Están pasando ahora mismo muchas cosas en tu vida, hay miles de elementos, pero no puedes tomar algunos (los peores) y pretender definir mediante ellos quién eres, como estás y lo que te pasará.

¿Cómo vamos a combatir los pensamientos negativos?

En primer lugar, regulando nuestras emociones. Hemos oído muchas veces que nuestros pensamientos determinan nuestras emociones, pero también ocurre al revés. Si tienes un sentimiento negativo, es posible que convoques pensamientos que certifiquen la autenticidad de esa emoción. A todos nos gusta tener razón, aunque sea a costa de ratificar un desastre.

Si piensas en sucesos tristes, estás convocando la tristeza; si te levantas triste y piensas en algo triste, ya te instalas en la tristeza.

> Deja de pensar, deja de sentir, deja de ser tú mismo, entrégate a la actividad. Algo fácil, placentero, de rápido acceso. Pintar, leer, charlar con un amigo. Aléjate del peligro mediante la acción. Ahora no se trata de entrar en ti mismo y explorar tu alma, se trata de hacer algo.

¿Cómo que deje de ser yo mismo?

Sí, a veces tenemos una tendencia a adorar acríticamente todo lo que surja de nosotros, como si siguiéramos la fórmula «si es mío, si es auténtico, si me sale de dentro, le voy a prestar toda mi atención». No, no todo lo tuyo o lo que parte de ti es positivo, no te lo puedes tragar acríticamente. Yo tengo tendencia a ser un poquito ciclotímica, a veces me levanto y lo veo todo de color de rosa y otras todo gris. Muy mío, muy yo. Y aun así, no me entrego a ello sin resistencias: quiero recordar cuando esté con el tono de ánimo elevado que no todo es tan fantástico, y cuando me levante *blue* que nada es tan gris. Estoy trabajando para permanecer en las zonas medias, en las partes estables; optimista y energética siempre me parece mejor que eufórica o tristona. Por ello, trabajo para no ser «yo misma», sino para crear el yo que desde mi centro puedo proyectar como mejor.

> En caso de duda, parte siempre de tu verdad fundamental. Tienes una verdad fundamental: que eres alguien que intenta vivir con la máxima plenitud y consciencia, haciendo las cosas lo mejor que puede y sabe. No olvides esto nunca, jamás. En caso de duda, agárrate a tu verdad fundamental.

¿Qué obtienes al quedarte en la parte más oscura de la vida?

Es más fácil que ponerse a prueba e intentar vivir. Vivir instalado en el miedo, la frustración y el desánimo equivale a un mundo protector y conocido. A una persona triste no se le puede pedir nada; a alguien que está desanimado y mal, tampoco. En esos casos la vida es fácil y binaria. Hay quien intenta sacarte de tu malestar, y te atrincheras en él y te defiendes en ese vaivén sin peligro donde pueden pasar los años y los días. Y no empiezas nada, no se te puede pedir ni exigir nada. Sí, mucha gente, gente que tiene miedo a vivir, se instala en este sistema sin estar enfermos. Pero como enfermos somos un reflejo de nuestra personalidad sana, así que quienes no quieren ponerse a prueba, quienes no desean vivir con la tensión que conlleva la posibilidad de fracasar porque temen no soportar el fracaso, prefieren no empezar ninguna lucha; ni sanos ni enfermos. Sin embargo, yo creo que es peor; es preferible salir y fracasar que nunca haber vivido. También he observado que mucha gente que no se atreve a vivir, reconcentrado como una oruga que jamás se convertirá en mariposa y decide vivir en su crisálida oscura y triste, y lo que hacen para soportarlo es imaginar un futuro perfecto. Esto es inmaduro, es no tener tolerancia a la frustración y necesitar mundos perfectos que solo se hallan en la mente. Vivir como en la cuna, de bebés, soñando un futuro ideal. La cuna ahora ya no es la camita del bebé, sino el espacio de «está muy mal, el pobre» que nos hemos construido. Confío en que quede claro: no estoy hablando de depresiones diagnosticadas y reales, no estoy hablando de problemas invencibles. Me refiero a personas que ahora, gracias a la enfermedad, tienen la coartada perfecta para vivir en un agujero negro y seguro. Porque la coartada consiste en que lo que dirán de ti es algo parecido a: «no me extraña que esté mal; con lo que tiene, yo estaría peor». No obstante, quienes dicen esto dedican un minuto a tu vida y luego siguen con la suya. La gente, en general, te compadecerá y se olvidará de ti; seguramente no hallarás verdadero consuelo ni comprensión; y lo que es más importante: esta postura va en contra de ti mismo. Quien te quiere intentará que salgas de ahí, y finalmente se cansará y tú tendrás otro motivo perfecto, el alimento adecuado, para cavar más hondo en tu agujero, teniendo pensamientos del tipo: «tal o pascual se ha hartado de mí, no me extraña: ha demostrado no ser tan incondicional». Sal, puedes hacerlo, y verás que la prisión estaba solo en tu mente.

Mi receta para salir de las prisiones de la mente

La cultura. No sabemos hasta qué punto la necesitamos. Hablaré de ello más adelante, pero para tener un botiquín de emergencias, estas son tus tiritas, vendajes, alcohol, yodo y agua oxigenada:

- Hazte con una caja de pinturas y colorea figuras, mandalas, lo que quieras, mientras escuchas música suave y relajante.
- Aprende a tocar un instrumento.
- Ten contacto con la naturaleza, el sol, el cielo, el mar, la brisa, los árboles…
- Planta flores, haz actividades de jardinería.
- Visita museos, mira cuadros, esculturas, aunque sea a través de libros o visitas *on line*.
- Lee libros interesantes.
- Mira buenas películas.

No te quedes en ti mismo, cultivando tus temores y desánimos, dejándote crecer falsas prisiones.

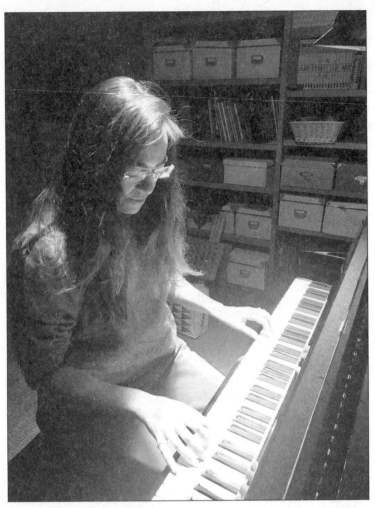

Primeras notas antes de ingresar en el conservatorio, programa para adultos.

Pastillas, pastillas, pastillas...

Más del noventa por ciento de las personas que sufren mi enfermedad padecen comorbilidad (enfermedades asociadas) con la depresión. Así, nos diagnostican la enfermedad y automáticamente nos dan hora semanal al psicólogo y al psiquiatra. No sé cómo lo verás tú, pero es como si te dieran instrucciones claras y precisas de que para ir bien lo primero que debes hacer es deprimirte. Es como si fueras a un hotel y lo primero que te dieran fuesen chancletas, casquete de baño y albornoz. Esperan de ti que visites la piscina.

Es verdad que, como dice el proverbio, si permites que un problema te deprima, acabarás teniendo dos problemas. Y dudo que haya problemas mucho mayores que estar deprimido.

Cuando a un enfermo le medican enseguida con pastillas porque creen que probablemente las necesitará, nos están tratando a todos como si fuéramos un rebaño de personas uniformes e intercambiables. Vivir, vivir de verdad, es precisamente esto: buscar y encontrar —aunque solo sea efímeramente— un sentido a la propia vida. Ser real, ser de verdad; creo que es ese encuentro con uno mismo, especialmente con sus potencialidades y nobleza, el sentido más importante de la vida.

La primera cosa que necesitas es tiempo para aceptar tu enfermedad. De eso se trata. De aceptarla. Así que quema, sin prisas ni pausas, todas las fases: la tristeza, el duelo, la negación, la negociación y llega a la aceptación. No es fácil, pero es la base para que podamos avanzar.

Por poco que puedas, intenta negociar la toma de antidepresivos con tu equipo médico. Es normal estar triste cuando se está enfermo, pero hay vida desde la enfermedad. Si tomas muchos antidepresivos, calmantes, ansiolíticos…, te dolerá todo menos, pero estarás más lejos de la vida. Mira si es indispensable que los tomes o, como en mi caso, viene con el pack de la enfermedad. Y si no, espera, conócete, investiga, mira si realmente los necesitas.

Tengo una amiga a cuyo hijo le diagnosticaron TDAH. Puede ser más o menos discutible que haya demasiados casos diagnosticados o incluso saber con certeza que es una enfermedad existente, pese a que hayan estudios que prueban que el cerebro con TDAH sufre variaciones y por tanto es un trastorno real. En cualquier caso, mi amiga se negó a subministrar medicación a su hijo. No quería que con solo siete años su hijo tomara drogas que afectaran al desarrollo de su cerebro. Algo en su interior, como madre, le decía que su hijo estaba bien; simplemente, no era un niño estándar. Dedicó mucho tiempo y cuidados a su hijo, le enseño a tolerar la frustración, a tener paciencia, a ralentizar el estímulo y respuesta… Hoy tiene dieciocho años, ha sido el joven con la mejor nota de ingreso en la universidad. Sigue siendo especial, tal vez es un genio.

Se podrá argumentar que también hay madres que han sentido dentro de sí mismas que no debían vacunar a sus hijos y ahora lo lamentan. En efecto, pero nadie se muere por no tomar medicamentos que calman. Ante la seguridad no hay duda, nadie discutirá si un niño debe o no ponerse el cinturón de seguridad en un automóvil, pero cuando no se trata de eso, creo que hay que intentarlo todo antes que someter a drogas químicas —con receta— al cerebro. Esta es mi humilde opinión.

> Aceptar la realidad, y si es posible amarla, es seguramente una de las mejores consignas para orientarnos en la vida y en la enfermedad, que son una única y una misma cosa.

Pequeño anticipo sobre la aceptación

La aceptación ya ha aparecido dos veces en este libro, y aparecerá muchas más. Es una de las columnas principales que sostienen estas páginas.

Aceptar no es resignarse, es abrazar la realidad tal como es, entendiendo que la vida está llena de sombras, y amar también la oscuridad que conlleva.

Nuestra sociedad te ha hablado mucho de intentar, lograr, conseguir, triunfar, moverte, motivarte, hacer los pasos necesarios, llegar a la meta, pero la aceptación es una de las armas más poderosas que existen para lograr el éxito. Y solo hay un éxito: vivir bien y sentir una cierta conformidad con la persona que somos, en este proceso infinito de llegar a ser una persona de valor.

Hay más de doscientos cadáveres en el Everest. Me imagino que muchos debieron de morir como consecuencia de accidentes fortuitos, pero seguro que varios de ellos murieron porque estaban tan cerca de la cima que se arriesgaron a culminarla con mal tiempo. ¿No crees que su mayor victoria hubiera sido aceptar no llegar a la cima?

¿Recuerdas la historia de Ramón Sampedro? A los veinticinco años sufrió un accidente al tirarse de cabeza al mar desde una roca que lo dejó tetrapléjico en una cama el resto de su vida. Imagínate que hubiera estado con sus amigos y uno le hubiera dicho…

—¿A que no te atreves a saltar desde esta roca al mar?

—¿A que no?

Y se acabó la historia.

No es buena idea aferrarse a falsas necesidades. Si puedes aplicar la fórmula: mucho que perder y poco que ganar, no lo hagas. O si puede ser potencialmente peligroso, no vale la pena. El desconocimiento o la inconsciencia de un peligro nunca ha sido un atenuante para sus trágicas consecuencias.

Vive serenamente el duelo

Ya lo he comentado pero no quiero dejar de dedicar un apartado a ello porque es de suma importancia: no podemos empezar nada si no te permites, antes, vivir serenamente el duelo.

No hay un tiempo establecido, tú debes encontrar el tuyo. Un mes, una semana o un año. Sabrás que has completado el duelo cuando puedas aceptar y agradecer tu nuevo punto de partida. Sin rabia, sin resentimiento, sin el sabor a sosa cáustica de la injusticia.

Vivir deja marcas. A veces son el corazón roto, el alma rota, el futuro roto, el presente roto. Pero ya ves que son cosas intangibles, es como decir el tiempo roto. Se rompe y se restaura sin dejar marcas ni cicatrices.

Pero si tienes un tumor que te desgarra, entonces la realidad ya no es tan interpretable y metafórica. Parecía que nos habían roto el corazón y al cabo de un mes estábamos con otra persona. ¡Pues no estaba tan roto! Esto no pasa con la enfermedad: está allí, no siempre retrocede, no siempre se estaciona, a veces avanza.

Sufre y acepta con libertad y consciencia. Serenamente, el tiempo que necesites, porque como dice el tao: «lo que resiste, persiste». Si te empeñas en no aceptar el dolor, a hacer como si nada, impedirte recordar, pensar, sufrir… lo único que haces es taparlo, y el dolor tapado, como una olla a presión, acaba por estallar.

> Déjalo ser y míralo como un observador neutro,
> sin secundarlo ni contrariarlo.

Ni te digas a ti mismo «cuanta razón tengo de estar triste», ni te digas: «me prohíbo estar triste, es de débiles y así no me voy a curar nunca». Observa cómo la tristeza entra en la casa del yo, se pasea por las estancias y finalmente decide marcharse. Ni le prepares una habitación de invitados —o la pongas en tu cama— ni le cierres la puerta.

Y recuerda la receta de realizar actividades gratificantes, interesantes y de calidad, como pintar, tocar un instrumento musical o aquello que te resulte enriquecedor; parece que no hagas nada, pero al cabo de un par de horas ves la vida diferente. Cuando entro en un bucle, en vez de dejarme llevar por sus pensamientos en espiral, leo un rato, cuido del jardín o camino durante una hora, y después el mundo me parece diferente.

> **Recuerda que hay un momento para hacerse caso y otro para olvidarse; ante pensamientos parásitos y estériles que no conducen a nada, debes alejarte de ti.**

Vivimos en tiempos acelerados, todo se quema muy rápido. Así que el primer día que estés triste te dirán: «no lo estés, pasa página». Las páginas se pasan cuando ya se han leído; si no es así, no sabes de qué va el libro de tu existencia. Y una cosa es vivir, vivir lo que toca vivir, y otra cosa instalarte en ello.

Debes vivir la tristeza sin instalarte en ella.

> **No pases página de tu vida sin haberla leído, pero no te quedes en la misma página leyéndola y releyéndola una y otra vez.**

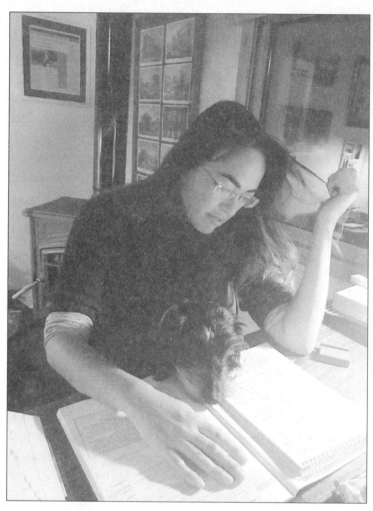

Un buen rato estudiando idiomas y los problemas desaparecen.

Es lógico estar triste, llorar, lamentarse. No opongas resistencia a la tristeza, no te ocultes de ella, vívela y espera que se pase. La tristeza retenida es como una nube que crece, cada vez más oscura.

Vive el enfado pero no te instales en él.

Podemos decidir vivir enfadados, convertirnos en personas amargadas. O ver que podemos ser y vivir a partir de aquí; aunque ese aquí no parece el mejor lugar del mundo, es el mejor que tenemos porque es el único.

> **Tal vez donde ahora estés no sea el mejor lugar del mundo, pero es el mejor porque es el único que tienes.**

Piensa en ello sin obsesionarte, sin terrores, sin miedos. Lo que tenga que llegar llegará: recuerdo una profesora, amiga mía, que a partir de los noventa años empezó a tener pánicos nocturnos de morir mientras dormía. Era una mujer inteligente, autónoma y culturalmente muy activa. Pero, dejándose llevar una y otra vez por los mismos pensamientos, fue obsesionándose con la idea de morir mientras dormía. Así que sus noches eran terribles. Me contó que no deseaba acostarse, que se dormía de cansancio y agotada, que tenía pesadillas y se despertaba sobresaltada. Sus últimos años fueron terribles debido a esta obsesión que poco a poco había ido apoderándose de ella. Murió a las cinco de la tarde, en el sofá de casa de unos amigos, mientras esperaba el café. Pasó centenares de noches sufriendo cuando el peligro estaba en el café de media tarde.

Conoce tu camino y regresa a él

En la próxima sección expondré el punto donde deberías estar para continuar el proceso. Cómo deberías estar internamente para continuar nuestro trabajo. Yo, como seguramente tú, no estoy en ellos. Nadie está en ellos, por el mismo hecho de ser humanos. Así que no nos pidamos la perfección, nos basta con saber el camino y regresar a él cada vez que nos despistemos o nos extraviemos. Ya lo he mencionado, pero quiero asegurarme de que es para ti una consigna necesaria y que decides incorporarlo en tu vida.

> Lo importante es conocer y estar en el camino, no pasa nada si te desvías puntualmente pero sabes regresar a él. Yo sé que no puedo vivir instalada en la desesperación, aunque pueda tener un momento o un día de desesperación.
> Yo sé que no puedo vivir instalada en el dolor, pero algunos días puedo sufrir. Lo importante es no hacer de una emoción un estado perenne.

Saber cuál es mi camino, saber dónde quiero estar, es la pregunta fundamental de esta fase. Es básica, esencial, forma parte de la propia identidad.

> Ahora es el momento en que vas a decidir quién quieres ser y así será hasta el final, ¡es una decisión fundamental!

No me refiero a estar realmente mal y sin salida. Me refiero a estar con vida, con una enfermedad dura, crónica, tal vez de mal pronóstico pero en la que sea posible, cómo mínimo hoy y aquí, en días como estos, una vida de cierta calidad.

Si uno se dice a sí mismo: «yo voy a pasar el resto de mi vida profundamente decepcionado con la existencia y tremendamente triste por la situación en la que me encuentro» es una opción, pero sé consciente de ello. No hagas de tu día a día un mero e inconsciente estar así, un mero comportarse de este modo como por casualidad. Comprende profundamente que has escogido este camino, la decepción y la tristeza. Si es así, sabes muy bien lo que te espera, has quitado el factor sorpresa de tu vida, has renunciado por completo a sus potencialidades y posibilidades. Tu vida será igual desde el primer al último día. Te has atrincherado en un lugar donde no pueden producirse cambios.

Pero si escoges «voy a mirar la vida con unos nuevos ojos, voy a intentar vivir cuanto sea posible; voy a permitirme estar triste, enfadado o mal cada vez que lo necesite, pero a la mínima que pueda voy a seguir adelante, a sentirme bien y a renovar mi pacto con la vida», entonces, nada está escrito y todo es posible.

La suerte de vivir sin falsos amigos

Vivimos en tiempos acelerados en que lo urgente no nos permite ver de qué está hecha la vida, cuáles son sus ingredientes más importantes. Así que, con el tiempo, pasado el escándalo, el gran titular anunciando tu enfermedad y tu ingreso hospitalario, cuando ya estés en casa, con incapacidad laboral… mucha gente desaparecerá de tu vida. O sentirás que sus mensajes son de cortesía, tan solo para cumplir con la papeleta, y tal vez te sientas solo cuando más necesitarías cariño y amistad.

Varias consideraciones al respecto.

En primer lugar, eres tú y solo tú quien debe preguntarse, seriamente, qué es lo que quieres. Nos sentimos frustrados, hemos sufrido un daño y eso puede inducirnos a pensar que todo el mundo tendría que compensarnos por la lotería negra que nos ha tocado.

> Por tanto, lo primero que deberías hacer es pensar quiénes crees que son tus verdaderos amigos. Preocuparte solo por ellos y no sentirte frustrado o traicionado por personas que en realidad ocupaban un lugar muy secundario en tu vida.

También ten presente que hay amigos que simplemente no saben cómo ayudar, y por pudor o respeto se mantienen en una anónima disponibilidad. En tal caso, habla con ellos, exponte con claridad y elabora mensajes como este:

«Tengo muchas dificultades para ir a comprar la comida, puedo marearme (o no puedo cargar peso, etc.); podría comprar las cosas por internet pero me hace mucho bien salir y estar con un buen amigo. ¿Tienes alguna disponibilidad semanal o quincenal que te permita acompañarme al mercado y luego tomar un café y charlar?» A partir de esta propuesta concreta, escucha su respuesta. Tal vez te responda que no puede pero dispone de las tardes de algunos domingos, y en tal caso puedes pensar algo que te sirva de ayuda práctica o emocional para esos ratos.

> Si ante una propuesta concreta, puntual o periódica, aquella persona que crees que es tu amiga no responde, entonces se trata de una amistad irreal, de una persona que simula ser lo que no es y finge una implicación que no siente.

De nuevo, no puedes instalarte en el dolor y el victimismo por las personas que nunca hubieras creído que te fallaran en momentos difíciles. En lugar de eso, estate atenta a personas nuevas de quienes nunca hubieras imaginado semejante entrega. Encontrarás otros pacientes en el hospital, en las asociaciones de enfermos, amigos que no te parecían que lo eran, a los que tenías por conocidos y ahora se han convertido en personas imprescindibles.

> Es verdad que conocemos cómo es alguien en los malos momentos. Agradece la oportunidad de conocer, de verdad, a los demás.

Yo era una persona sociable a la que le encantaba viajar, hacer surf y montar fiestas; la primera en salir a correr con los amigos o montar una ascensión al pico más alto. Ya no puedo. Antes lloraba, pero ahora me hacen reír mensajes del tipo: «cuando estés bien para ir a hacer surf, avísame». Significan que no pueden o no saben verme, que no han dedicado un minuto a conocer, a comprender la enfermedad que tengo, que para ellos solo existe una sola y posible Carolina, la de antes. Sin embargo, la de antes no es la de siempre, y para mí existen muchas Carolinas, Carolinas nuevas y mejores, capaces de adaptarse y de superar los retos de la vida. No, no estoy igual que antes, estoy mucho mejor. Y tú también.

Efectivamente, hay quien no quiere ver ni relacionarse con la nueva persona que surge después de la enfermedad, la nueva persona que puede tomar un helado y dar un paseo, la que puede ir al cine, la que puede hacer mil cosas, pero en mi caso ya no es una superatleta ni la chica sociable que siempre reía y a quien le encantaba bailar. Se siente. No puedo ser quien era, pero tal vez puedo ser más interesante para quien quiera redescubrirme. Por suerte, muchos amigos han reaccionado como lo que expresa en realidad la palabra amigo y siento hoy lazos de afecto más profundos y sólidos que nunca.

Pon un perro en tu vida

Los perros y los gatos son portadores de sinceridad; sus ojos transmiten estados y sentimientos, su acompañamiento verdadero te abastece de tranquilidad y seguridad, elementos esenciales para sentirte en un hogar.

Te recomiendo que, si aún no lo tienes, pongas un perro en tu vida. O un gato. Creo que es absolutamente benefactor en la vida de una persona enferma. No solo porque hay en el mundo muchísimas personas que gracias a sus lamidos, ladridos —o maullidos— y empujones han podido evitar desastres vitales y detectar enfermedades, sino porque, además, son curativos.

Te contaré dos anécdotas de *Djuna*, mi joven perrita teckel de cuatro años un poco rechonchita, con una carita preciosa y a quien difícilmente encontrarías perro que la gane en simpatía. Nuestro encuentro desembocó en un amor a primera vista; algo indescriptible con palabras, pero desde que salí del hospital mi corazón apaciguaba el ritmo cuando entraba en contacto con el suyo.

La primera sesión curativa ocurrió mientras estaba desalojando mi piso en Barcelona; también me despedía de mi trabajo; en definitiva, de lo que constituía mi vida, en realidad la «otra» vida. Tenía que vivir acompañada, y en un apartamento para una persona en el barrio del Raval eso no era viable.

Como consecuencia del estrés y la tristeza de desarticular mi antigua vida, empecé a notar intensos pinchazos en el corazón. Yo estaba tumbada, y *Djuna*, de forma inmediata y sin mediar palabra, arrastrándose delicadamente con sus cortas patas, puso su corazón sobre el mío. Apenas hacia dos días que la conocía, pero su mirada y la seguridad con la que se acercó me impresionaron. No me preguntes cómo lo hizo, pero los pinchazos desaparecieron. Además, me dejé llevar por aquel flujo de plenitud, felicidad y sanación. Fue extraordinario.

En otra ocasión, sufrí una pequeña laceración del agujerito del tubo por el que recibía la medicación; me dolía, la zona estaba roja e inflamada, y empecé a preocuparme porque es habitual que las personas que sufren mi enfermedad y tienen que medicarse por esta vía, al cabo de un tiempo deban volver a ser intervenidas para restituir el dispositivo. De nuevo, *Djuna* aprovechó la primera ocasión en la que me vio descansando —por la noche en mi cama— para arrastrarse hasta colocarse encima de mí, pero esta vez justo encima de la herida producida por el tubo. Una vez más, no me preguntes cómo, pero a la mañana siguiente cuando me levanté la herida había desaparecido; parecía que me la hubieran rociado con agua milagrosa.

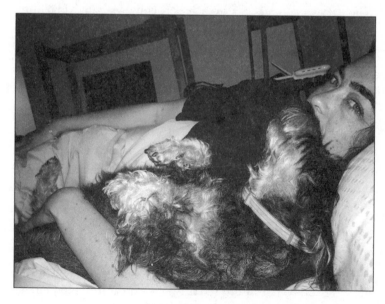

Sesión curativa con Djuna *en el antiguo piso del Raval.*

Parece increíble pero es cierto, tengo testimonios que validan mi palabra. Los perros son portadores de bienestar, hacen que aumente tu serotonina, te ofrecen un afecto puro e incondicional, son capaces de obrar milagros en tu cuerpo y tu alma. Del mismo modo que hay autistas con un grado severo de su enfermedad que solo han reaccionado con perros y gatos, estoy segura de que tu cuerpo interactúa y mejora con el cuidado mutuo con un animal.

Son animales que, con una correcta higiene, pueden convivir de manera próxima a ti, pues son mamíferos igual que tu, hechos de pelo, piel y huesos.

Así que olvídate de clichés cómo «ensucian, dan trabajo, serán un problema cuando quiera irme de vacaciones».

Ensucian tanto como un ser vivo, y a no ser que quieras vivir en un laboratorio y no en un hogar, no tienen nada de sucios si los bañas y limpias diariamente las zonas que más se pueden ensuciar, como las patas o el morro. El trabajo que dan es mínimo comparado con el amor y la felicidad que ofrecen, y tampoco son ningún problema durante las vacaciones, pues un perro educado puede ir a todas partes y, aunque cada vez más hoteles y restaurantes los admiten, de no ser así existen buenos cuidadores al alcance de todos.

Para mí, la diferencia entre una casa y un hogar es que haya un animal y libros. Leer, pasear por el campo, ver una película, hacer la siesta a su lado o incluso dormir con ellos constituye una fuente de bienestar increíble; serenan, acompañan: endulzan la vida. La llenan de un amor incondicional repleto de alegría. Ver un gato jugando con una bola de papel o un perro persiguiendo una pelota significa ver la vida de la forma más pura y perfecta, llena de bondad y diversión.

Y ahora podría enumerar los beneficios físicos, psíquicos y sociales de tener una mascota. ¡Una lista enorme! Reducen tu presión arterial, favorecen la realización de ejercicio físico, aumentan la esperanza de vida, facilitan la sociabilización… Sin embargo, no lo haré porque en este libro defendemos que el amar es un fin en sí mismo, no un medio.

Ten un animal solo porque amas la vida, porque amas el animal que comparte la vida contigo, porque celebras su existencia y porque procuras su bienestar, y luego limítate a dejarte agasajar con los miles de regalos con los que el animal te obsequiará.

Si no lo tienes ya, te desafío a tener un animal y que me cuentes tu experiencia. Seguro que hay un refugio cerca de tu casa. Aprovecho para hablarte de una asociación a la que tengo un especial cariño, se llama *Alperroverde*, http://www.alperroverde.es/ Tienen de perros abandonados que han sido entrenados y educados, así que no estarás acogiendo simplemente a un perro, sino a uno ya formado que ha participado en grupos de terapia. Un perro que posiblemente no tenía opciones de ser adoptado y que ahora tienes la garantía de saber cómo es y de que sea una adopción de máximo éxito. Adopta a un perro verde y disfruta de la vida, ya que la vida es mucho más disfrutable en su compañía.

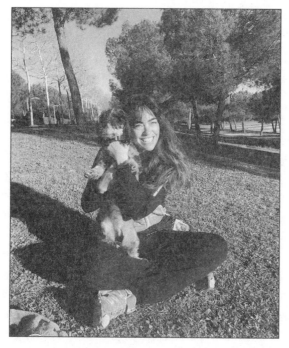

Encuentros saludables en uno de los parques de mi ciudad.

Ellos tienen un protocolo, tú una enfermedad

«El protocolo lo dice», «el protocolo lo marca», «en tu enfermedad esto viene de fábrica». Seguro que lo has oído muchas veces, yo me he cansado de hacerlo.

Todo esto que te dicen y te repiten va muy bien para no vivir como extraño lo que no lo es, para no sufrir más de la cuenta con cualquier problema que surja de tu enfermedad. Ellos son expertos en enfermedades… pero, y esta es una idea central del libro:

> **El máximo experto en ti mismo eres tú.**

En mi caso son normales las cefaleas, la falta de aire, la irregularidad del tracto intestinal, el enrojecimiento de la piel…, pero no me ocurre. Me ocurren otras cosas, como que me mareo, que tengo más apetito o que siento que necesito desesperadamente el mar y hacer ejercicio. Si tomas la medicación correctamente, si sigues el tratamiento como es debido, no necesitas un traductor simultáneo de tu cuerpo que te ayude a descifrar lo que te ocurre, no necesitas leer qué es lo que deberías sentir, vivir o padecer.

He conocido a personas con síntomas muy diferentes de una misma enfermedad que se retroalimentaban mutuamente. Uno padecía los efectos secundarios A, B y C. El otro, D, E y F. Cada uno tenía tres factores y ambos acabaron con todos ellos. ¡Triste consuelo el mal completo de muchos! Es el efecto placebo pero al revés.

Si eres aprensivo, si estás hipervigilante y asustado, creerás sentir más de lo que en realidad te ocurre. Por tanto, intenta escucharte a ti mismo sin interferencias.

Para escuchar al cuerpo deben aplicarse las mismas normas que en la escucha activa. No interrumpir, no avanzar conclusiones, ver, sentir y notar sin temores.

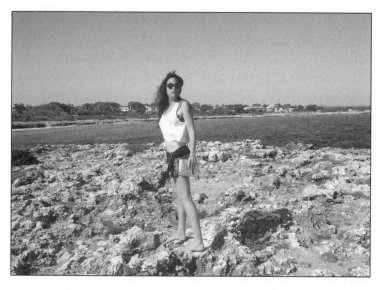

Afortunadamente padezco pocos efectos secundarios de la enfermedad.

No te desconectes de ti mismo

Hay dos formas rápidas de desconectarte de ti mismo: escucharte demasiado o no escucharte en absoluto. Parece paradójico pero es así, y una vez más demuestra que los extremos se tocan.

No sé si te lo he mencionado ya, pero parte importante de todo este método está en encontrar siempre el punto medio; es un sí a todo pero con moderación.

La cantidad es lo que convierte aquí el alimento en veneno. Un poco como la sacarina pero aplicado a sustancias del alma.

Volvamos a la autodesconexión. La autodesconexión es no saber quién eres, qué quieres, qué te está sucediendo; es no saber interpretar qué te pasa y no tener un yo con el que poder dar respuesta. Se advierte en las personas sobrepasadas por las situaciones. Sí, consiste en estar bloqueado, sobrepasado, en no poder gestionar. Efectivamente, lo estás recordando muy bien: gritar «fuego, fuego» y saltar por la ventana. Es salir del centro de ti mismo. Es exactamente como me sentía antes del diagnostico de la enfermedad. Mi alma estaba fuera de mi cuerpo, no me encontraba.

Pero si vas al otro extremo y te escuchas hasta los más mínimos detalles, si estás demasiado pendiente de ti, no podrás vivir, avanzar y caminar tranquilamente por el sendero de tu vida. Vivirás anonadado e hipervigilante de ti mismo.

Conocer a fondo tu enfermedad

Una vez que te hayas colocado en el centro de ti mismo, lo primero que debes hacer es conocer tu enfermedad, aprender a convivir con ella, lo que significa:

+ Llevar un control exhaustivo de la medicación.
+ Llevar un buen calendario de las pruebas y revisiones.
+ Tener un centro médico cerca.
+ Llevar siempre contigo un informe con lo que te pasa.
+ Informar a tus amigos y familiares sobre qué deben hacer en caso de emergencia.
+ Llevar a cabo las indicaciones que te han recomendado para vivir mejor tu enfermedad.
+ Gestionar las recetas, las bajas, las ayudas sociales.
+ Tener un pastillero y una alarma para cuando necesites tomarte las pastillas.
+ Hacer una lista con todo lo que puede perjudicarte (y no hacerlo).

Sí, es mucho trabajo, es mejor que lo hagas de forma organizada porque son muchos los factores que debes tener en cuenta.

Anota en una lista todo lo que creas que es necesario para gestionar tu enfermedad.

Pero ni se te ocurra consultar en Google tu esperanza de vida. Es como si antes de una operación consultaras al Google «posibles complicaciones»; es sumamente dudoso que si lo hicieras dejaras que te operaran.

> **Tu enfermedad es tuya, y solo tú la vives
> del modo en que tú la vives.
> Será tu proceso.**

Por ejemplo, mucha gente tiene migrañas; pero no es cierto, cada persona tiene su migraña: le duele una parte concreta del cráneo, le alivian unos analgésicos u otros, ven o no auras de colores, les invalida o no, tienen náuseas que llegan o no a vómitos, están o no relacionadas con causas hormonales, están o no vinculadas con factores genéticos o tensionales o con la ingesta de determinados alimentos.

Así pues, sigue todas las indicaciones de los médicos pero a la vez investiga, conócela y conócete tú, observa tu relación con ella pues vas a tener que convivir con la enfermedad.

Como ya he comentado, es muy importante conocer a partir de la propia vivencia y escuchando tu propio cuerpo qué es aquello que te favorece y qué no. En mi caso, estoy experimentando con el yoga y el pilates, los paseos, la alimentación sana y ecológica, y estoy concediendo una importancia especial a los alimentos crudos. Además estoy diseñando una serie de ejercicios físicos que encontrarás al final de este libro. Yo creo que son buenísimos, pero supongamos que por algún motivo uno de ellos te causara un mareo. Lo lógico es que, simplemente, no lo hagas.

Descubro cosas, como por ejemplo que, de manera natural, por la noche tengo mucha energía y por las mañanas me levanto bien y energética siempre y cuando pueda dormir tanto como lo necesite.

Seguramente, como yo, estés de baja laboral o tengas una pensión de invalidez. Tenemos suerte de poder vivir en una sociedad que sufraga los gastos de las personas enfermas. Esto nos dignifica como sociedad.

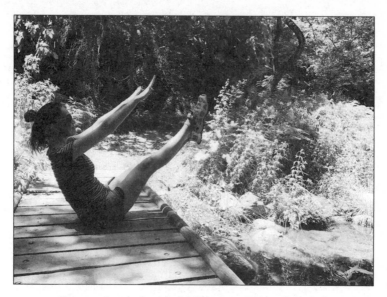

Sigo practicando después del diagnóstico de la enfermedad.

Presta atención a las señales físicas y psíquicas

Muchas personas que al estar enfermas tienen miedo, también lo tenían cuando estaban sanas. Por ejemplo, preferían no hacerse revisiones médicas y se decían a sí mismos «lo que tenga que pasar ya pasará», y te contaban historias bastante surrealistas sobre cómo la industria médica nos hipermedicaliza porque hay muchos millones en juego. Como bióloga y conocedora del cuerpo y los procesos que ocurren en él, te aseguro que es mucho mejor conocer y atacar los problemas cuando son pequeños. Como todo en la vida, de hecho.

> Incluso el árbol más enorme empezó siendo un pequeño brote; mejor trasplantarlo tierno que talarlo cuando ya haya crecido demasiado.

En este sentido, tienes que vigilarte, no hipervigilarte; simplemente debes saber detectar los síntomas de alarma, cuándo es en tu caso una emergencia.

En mi caso no controlar la medicación puede ser nefasto. No son medicamentos que pueda comprar en farmacias, la mayoría de hospitales no disponen de ellos y me los entregan en dosis justas una vez al mes en el hospital con el que haya convenio. Por tanto, cuando viajo a la ciudad no puedo permitirme llevar la medicación en una maleta y arriesgarme a extraviarla.

No puedo permitirme que las máquinas que me suministran la medicación dejen de funcionar; por tanto, tengo que revisarlas y llevar siempre conmigo pilas de la mejor calidad.

En cambio, tengo que aprender a vivir con mareos y fatigas. No es un motivo de alarma. Un motivo de alarma sería que me sangrara el tubo de la medicación. Te estoy poniendo ejemplos muy gráficos y evidentemente el tema no es mi enfermedad: me pongo solo de ejemplo sobre el hecho de saber qué es urgente, qué es importante y qué debo soportar.

Ejercicio

Así pues, por favor: haz tu lista, es tu mapa de supervivencia. En la primera línea pondré un ejemplo de mi enfermedad. En caso de duda, consúltalo con tu equipo médico.

Urgente – avisar a una ambulancia	Importante	Tener que aprender a soportar y no alarmarse
Fallo de la bomba de perfusión, obstrucción del catéter…	No ganar peso, evitar ejercicio extenuante.	Mareos, fatigas, pequeños ahogos.

Aumenta tu energía

Una de las características fundamentales de estar enfermo es la falta de energía. Por tanto, una de tus misiones fundamentales consiste en mejorar todo aquello que te produzca mayor energía: Fuentes para aumentar tu energía:

1. **La alimentación.** Préstale atención, la enfermedad conlleva cierto inmovilismo y podrías aumentar de peso, algo que no te conviene. Así que cuidado con los superpostres y cenas contundentes, evita toda comida basura y el alcohol, intenta comer verduras, frutas y proteínas de calidad. Aléjate de la comida preparada, envasada y de la bollería. No compenses tu frustración vital con la comida.

2. **Dormir las horas necesarias.** He comprobado que yo necesito un mínimo de diaz horas por la noche y una buena siesta si es necesario. Pero no permanezco en cama si puedo evitarlo. Es mejor ajustarse a un horario: tener una hora para acostarse, una hora para levantarse y un programa diario interesante, gratificante y ameno (hay mil posibilidades estando enfermo), que quedarte en la cama, porque en tal caso acabarías teniendo problemas musculares, pues cada día de inmovilización significa pérdida de músculo.

3. **El amor, el cariño, las relaciones profundas, afectuosas y sinceras.** Vivimos en una sociedad muy enferma en la que o bien te tocan para tener sexo o te tocan para ponerte una vía en la vena. Es muy importante para el cuerpo y la salud sen-

tirte querida, tocada, abrazada, acariciada, que te hagan un buen masaje. No conozco tu caso ni tu solución, pero intenta tener vida afectiva; no me refiero a vida sexual, sino a ser tocada. No te hace falta un follaamigo, pero te irá de perlas un abrazaamigo, o un cariciaamigo. Un cariño real y sincero. Ver una película con alguien a quien quieres y poder estar tranquilamente cogidos de la mano es importante para tu salud física y mental. Fíjate en cualquier animal: ellos, que no están sujetos a convenciones sociales, también solicitan caricias, todos deseamos ser amorosamente tocados. En el caso de la gente mayor, que vive en residencias, deberíamos reconciliarnos con los cuerpos ancianos, no ver solo los niños como seres encantadores a los que te mueres por achuchar. Intenta ser tocado, abrazado, acariciado… busca tu posible solución: el masaje de un fisioterapeuta o dormir abrazado a tu mascota, por poner algunos ejemplos. Lo que te estoy diciendo es realmente esencial, un cuerpo no amado, no querido, no tocado es un cuerpo que de algún modo se siente solo y poco reconfortado. De manera atávica, orgánica, sin reflexión, falta algo en el propio organismo si no tenemos cariño. Y las relaciones de confianza, de confesiones, de vínculo, de seguridad, también son muy importantes en esta etapa de la vida. Relaciones que no solo graviten alrededor de la enfermedad, sino para vivivos mutuamente, para charlar, reír, compartir, debatir…

4. **El sol, la naturaleza, el mar, el bosque, la montaña**…

5. **La meditación y el ejercicio moderado.**

6. **Proyectos, ilusiones, líneas de interés personal, campos de desarrollo personal**…

Protégete

Cuando se les pregunta a personas que han llegado a mayores, a una cierta edad, a una cierta experiencia de la vida, qué es lo que han aprendido, muchas responden que no vale la pena sufrir tanto por cosas y personas que no valen la pena.

La frase hecha «no valer la pena» lo dice todo, consideran que la pena se cotiza mucho más alto. Cuando sufrimos por destellos que no queman, nos han timado la pena. La pena es una moneda de oro que no puede gastarse por nimiedades o personitas sin importancia que no valen su peso en barro.

Una de las muchísimas ventajas de la enfermedad —y no dudes que estar enfermo significa tener un conocimiento más preciso, más profundo y más directo de la realidad— es precisamente este: que no necesitas envejecer para darte cuenta de qué vale o no la pena.

Por tanto, casi sé que no hace falta ni decírtelo y que tan sólo te lo estoy recordando, pero no puedes permitirte el lujo de tener disgustos, frustraciones, penas que no valen la pena. Así pues, no te expongas a personas que pueden hacerte daño. Si tienes problemas con este tema, te recomiendo sinceramente que leas *El amor no duele,* de Montse Barderi publicado también por Editorial Urano. Es muy importante que en esta etapa de tu vida tus relaciones sean lo más sanas, estables y gratificantes posibles.

Alguien o algo puede hacerte daño una vez, muy de vez en cuando, pero no puedes estar constantemente en contacto con algo o alguien que te haga infeliz. Nunca en la vida, pero en nuestro caso es una cuestión de pura supervivencia.

Así que, por favor, reflexiona sobre qué o cómo y quién te hace daño y procura apartarte de ello.

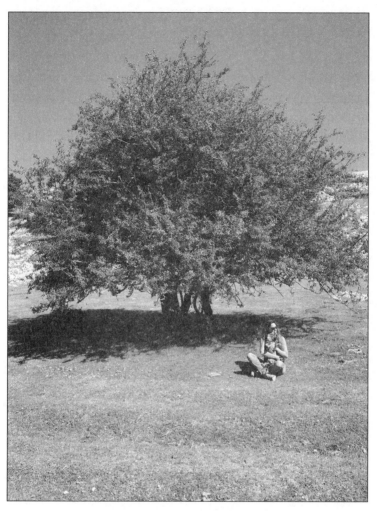

Protégete; el amor es el mejor escudo.

Gestiona el estrés de una enfermedad

Vivir es estresante. Estamos expuestos a continuos peligros y, finalmente, a una muerte segura. Somos una especie sufridora, neurótica, obsesiva, mentalmente inestable… si no fuera así, no existirían tantos libros sobre cómo vivir, ni estaríamos cavilando sin parar llenos de temores, futuribles y posibilidades. Ningún animal tiene que hacer meditación para sosegar su actividad cerebral, y ningún primate piensa que su cerebro es un mono que salta de rama en rama, no tienen que concentrarse en la respiración ni adoptar sorprendentes posturas de loto. Los animales no tienen el don del habla ni seguramente pueden anticipar su muerte, pero sin duda tienen sentimientos, emociones, capacidad para jugar, sufrir, acompañar… No creo que sean una especie inferior —somos muy antropocéntricos y todos tenemos el mismo derecho a nacer y llegar a este mundo—, pero está claro que los humanos somos una especie problemática.

Si unos extraterrestres llegaran a la tierra y tuviera que regalarles una mascota de algún ser vivo del mundo, yo no les recomendaría un humano; les diría que es poco estable y capaz de hacer las cosas más sublimes y las más terribles, tanto puede escribirte un poema como descuartizarte. Mejor un perro.

Pero nacimos humanos, ese ser fascinante, inabarcable y no sometido a instintos, y por tanto, absolutamente imprevisible.

Así pues, si vivir ya es difícil, vivir enfermo es una prueba de fuego no apta para cualquiera.

Por tanto, no lo dudes, debes destinar buena parte de tu energía, capacidades y posibilidades a no desesperarte.

A mí lo que me ha ayudado es vivir, sentirme viva, completa, abierta al mundo desde el momento cero. Mi vida es más o menos así: me levanto cuando puedo, habitualmente entre las nueve y las diez de la mañana. Leo los periódicos para informarme. Leo, escribo, estudio inglés, como de manera sana y suelo nadar media hora y caminar una hora. Sí, es frecuente que me encuentre mal y no pueda hacer nada de esto. Cuando esto sucede no me digo «ay, que malita que estoy pero que poco me quejo» o lo que es peor «es evidente que estoy retrocediendo, voy empeorando», sino que me afirmo «está bien que esté cansada, es el modo que tiene mi cuerpo de pedirme un descanso extra, y este reposo me está curando, me está saliendo todo el cansancio acumulado». Lo acepto como algo positivo.

También tengo a veces dolores en el pecho, punzadas en el corazón, mareos,… No pasa nada, es normal. Me paro, y cuando es posible miro una buena película o leo un buen libro y, si son de veras preocupantes, llamo tranquilamente a una ambulancia.

Cambiarse la medicación es muy estresante. He llegado a situaciones absolutamente surrealistas y frenéticas, por ejemplo, que una burbuja de aire se resista a desaparecer mientras me preparo la medicación, algo que es peligroso para mí pues iría directamente al corazón. Pero tengo que hacerlo cada 48 horas, así que me enfrento a ello con calma y tranquilidad como si fuera, que de hecho lo es, algo cotidiano.

Por tanto, te pido por favor que anotes todo lo que te estrese, desespere, te de miedo y, siguiendo un poco mi ejemplo anterior digas, e intentes, comportarte como has decidido hacerlo.

¿Sabes qué ocurre? Que es un pez que se muerde la cola. Si ante una punzada en el corazón me pongo a llorar y a pensar que soy muy desgraciada y que me quedan dos días —cosa que no es cierta ni tiene que ser así—, es terriblemente fácil llegar a una depresión. Así que apuesto por una buena película, desconectar y, ¡milagro!, las punzadas desaparecen.

Qué hace que te pongas nervioso, inestable, triste, con miedo…	Qué haces y no deberías hacer	¿Cómo deberías reaccionar? ¿O ya estás reaccionando?

Estar bien en soledad

Si te caes bien, si tienes buenos tratos contigo mismo, tienes la principal batalla ganada.

Saber estar bien solo significa ser alguien que sabe entretenerse sin sumergirse en sus infiernos particulares. Que sabe disfrutar las cosas sin necesidad de estar exaltado o eufórico, que sabe soportar las adversidades con cierta serenidad y sin desespero extenuante.

Estar bien con uno mismo, estar tranquilo siendo quien eres, es algo que no sé muy bien cómo sucede, es un poco como aquella escena de la famosa película *Matrix*, en que llega un momento en que el protagonista cambia de espacio vital, como si de pronto se transformaran los parámetros habituales, y las balas quedan suspendidas en el aire, las detiene con la palma de la mano, coge una de ellas y todas caen al suelo. Sucede, ocurre, de repente lo ves claro y diáfano y vives desde tu propio centro y, al igual que los muñecos tentetiesos, tienes una base que hace que, por mucho que te inclines, siempre vuelvas a tu centro.

Si no es ese el lugar donde estás ahora, no te preocupes; precisamente la segunda parte del libro, toda ella, está dedicada a cómo conseguirlo.

Hacer del día a día el mejor lugar del mundo

Hay una idea de Epicuro que dice «eres rico no por todo lo que tienes sino por todo lo que no necesitas». Al estar enfermo tienes algo maravilloso: la posibilidad de descubrir la grandeza que se oculta en la cotidianidad. Descubrir el sabor de la vida más elevada e importante: un día sin dolor.

Hace un tiempo, Montse Barderi me contó una anécdota —para ella trágica, para mí más bien cómica— que me parece pertinente exponer aquí. Recuerda con pesadumbre el año exacto en que empezó a sentirse vieja. Fue exactamente a los cuarenta y ocho años, en plena menopausia, cuando empezó a sentir un fuerte dolor en un hombro, disminución de la movilidad y, después de varias pruebas, el doctor que la atendía concluyó que había de aprender a vivir con ello: infiltraciones puntuales, analgésicos, moverse de manera suave, no hacer determinados movimientos y, finalmente, también concluyó que los días de lluvia era probable que le doliera aún más.

Ella no lo sabe, porque no me está leyendo ahora, pero esto es solo el principio. Después del hombro vendrá la rodilla, y tras la rodilla las cervicales, y cada vez será más frecuente que al reunirse con su amigas hablen de cómo se encuentran de salud. Envejecer es normal, y le estoy enseñando a hacerlo con salud mediante Flowing Health.

Ambas compartimos el mismo osteópata, un profesional excelente, y de nuevo, buscando curación a sus dolencias, le pidió nuevos remedios «milagrosos». De un modo sincero y directo, él le explicó que el cuerpo humano está diseñado para vivir unos cuarenta y cinco o cincuenta años, y que si bien la ciencia ha avanzado, los últimos treinta años son para convivir con pequeños y grandes achaques. *C'est la vie!*

Pero esto es lo de menos, porque seguramente ya ha descubierto que no necesita el hombro para hacer halterofilia, sino para leer y pasear, y con unas buenas gafas para la presbicia o con una letra enorme en el libro digital puede leer con el mismo ahínco de siempre. Es rica por todo lo que no necesita, y por todo lo que es capaz de disfrutar.

Cuando logras un día a día en conformidad con tus valores, tus creencias, tu forma de ser, que sea un reflejo de tu personalidad y aficiones, ¿qué importa no tener el cuerpo de Rudolf Nuréyev? Por cierto, cuando pensamos en este prototipo de perfección siempre nos lo imaginamos antes de enfermar y envejecer.

Cuida tu imagen, no te abandones

Este libro va sobre cuidar tu alma y acompañar tu salud, pero sin duda es importante atender tu imagen como forma de cuidarte. Mantener los hábitos higiénicos, vestir ropa que te guste y te favorezca, intentar proyectar para ti mismo una imagen de persona que se respeta y se importa.

No es lo mismo empezar el día a la hora que puedas levantarte, ducharte, vestirte, informarte de lo que pasa en el mundo, desayunar de manera sana y equilibrada y en la mesa, empezar tu «jornada laboral» (que puede consistir en leer, pintar, tener la casa limpia y ordenada, y realizar alguna actividad cultural…) que estar todo el día tirado en el sofá, sin asearte, comiendo lo primero que encuentras en la nevera. No estoy diciendo que no tengas dolores y que siempre sea fácil, te lo estoy planteando como la idea que ha aparecido ya varias veces en este libro de «conocer tu camino y, cuando te sea posible, regresar a él». Una persona aseada, con la ropa limpia y con cosas que hacer es alguien que trabaja activamente por su dignidad y por seguir teniendo un proyecto de vida.

A medida que pasan los años, advierto dos clases de personas, los que van a la idea y los meros supervivientes.

Los que van a la idea son personas activas, resolutivas, inmersas en la realidad y sus necesidades. Que se escuchan los males solo lo necesario pero nunca más de lo suficiente. Que siempre tienen algo interesante y de valor que hacer (ya sea poner una lavadora o ver el documental que grabaron la noche anterior), que después de comer pueden dar un paseo o incluso hacer una breve siesta, pero se les ve bien vestidos, positivos, implicados en la vida.

Tengo una vecina de ochenta y nueve años con un costado seriamente paralizado que cada mañana me saluda por la terraza de su casa, y que se ha comprado un gatito porque ahora que es viuda ha podido cumplir un viejo sueño, pues su marido era alérgico a ellos. Es una mujer que cada semana, con dignidad y tranquilidad, va a la peluquería y que se ha comprado su primer dispositivo electrónico para leer porque puede configurarlo para aumentar el tamaño de las letras. Nada que ver con algún compañero que se ha convertido en un ni-ni-ni-na-na. ¿Qué es ni-ni-ni-na-na? NI estudia, Ni trabaja Ni Ná de Ná. Son los auténticos supervivientes, que acaban siendo gorrones, desconsiderados, poco trabajadores y que su ley de vida es vivir con el mínimo esfuerzo; a ello consagran tantos esfuerzos y dedicaciones que a mí me parece mil veces más fácil levantarse para limpiar la cocina que vivir estratégicamente para escabullirse de todos los trabajos ingratos.

Cuidarte, respetarte, es no estar en casa en chándal, sin duchar y en el sofá mirando telebasura y consumiendo comida ídem. Si haces eso ha de ser de un modo absolutamente puntual, sin precedentes, y a la mañana siguiente un duchazo, a limpiar y a abrir las ventanas y a cambiar de actitud.

Existe un gran error de pensamiento que en tu estado puedes cometer y cuyo resultado sería ni más ni menos que una vida malograda: **Darte carta blanca cuando estás enfermo.** No solo porque puedes hacer del tiempo de vivir un tiempo casi desperdiciado, sino porque estoy segura de que empeoras tu enfermedad.

Si tu forma de mimarte es comer mal y estar todo el día en el sofá o en la cama, te aseguro que no tardarás en encontrarte peor. Te pondré un ejemplo: no es lo mismo un inicio de demencia senil en el que se trabaje la memoria, la creatividad, el pensamiento, etc., que un principio de demencia senil con dejadez, depresión y sin tratamiento. Una avanza imparable y la otra puede permitir una vida digna y de calidad durante años. Por tanto, alto y claro: no te abandones.

No eres más libre cuando elijes no hacer nada; simplemente cedes, te dejas vencer por tus deseos y te alejas de lo que en realidad quieres. Haz, poco o mucho, los ejercicios de Flowing Health del final del libro. Y aprovecha el día para leer, pasear, ver buen cine, asistir a una conferencia, apuntarte a un taller de cerámica, todo lo que te apetezca y que suponga un trabajo, un propósito, una ilusión con toda la alegría del juego. No es lo mismo mirar un programa absurdo sobre las intimidades de las celebridades que tener el objetivo de aprender a tocar la guitarra. Lo primero parece lo fácil y cómodo, pero al cabo de un tiempo te sientes cansado, deprimido, atosigado por una información irrelevante que te satura el cerebro y el alma; lo segundo es una actividad enriquecedora que te hace sentir cada vez mejor, más ubicado, con nuevos desafíos e ilusiones. Tocar un instrumento musical sería hacer lo que realmente quieres, ver un programa absurdo sería ceder a tus deseos.

Yo creo que, respetando el cuerpo y sus necesidades, que equivale a decir respetando la enfermedad y sus necesidades, el resto es pura vida.

> **Observa siempre si lo que deseas va en contra de lo que verdaderamente quieres o necesitas. Pueden no coincidir, puedes desear comer con sal, como es mi caso, y tenerlo prohibido médicamente. Por tanto, no es lo que quiero y mucho menos lo que necesito.**

> **Se debe cumplir con lo que nos pida la enfermedad, pero no darle nada que no le corresponda.**

Si hoy sufro un dolor de cabeza insoportable —la medicación conlleva cefaleas agudas— yo debo dar a la enfermedad mis cinco-siete horas de cama con analgésicos; pero una vez que el dolor desaparezca me comprometo a ser operativa, y vivir con toda la dignidad y el respeto que me merezca.

> **Da a la enfermedad solo lo que le corresponda, verás que no es ni mucho menos toda tu vida.**

En el apartado anterior se ha mencionado en diferentes ocasiones la necesidad de un respeto, una dignidad hacia uno mismo.

> **No permitirse ser menos de lo que uno realmente es, ni pretender ser más de lo que uno vive.**

Estamos inmersos en una sociedad profundamente hedonista en la cual los logros vitales parece que se traducen en satisfacciones inmediatas. Carísimas o baratas. ¿Cómo viven los grandes triunfadores? En lugares exclusivos, con lujos exclusivos, deportivos exclusivos, modelos exclusivas (qué triste ver a la mujer como un objeto más de este medallero de «éxitos»). ¿Cómo traducimos a placeres inmediatos los medios disponibles para la clase trabajadora? ¿O a los nuevos pobres con empleo? Comida basura, chándal sin cadenas de oro, programas basura, redes sociales. El triunfo de la superficialidad, que con la enfermedad tiene una coartada perfecta. Por tanto, ni hablar. Modestos pero dignos, sencillos pero activos, limitados pero llenos de ilusiones. Hay que empezar el día con un proyecto vital interesante y respetuoso y justo con las propias capacidades.

Unas buenas finanzas personales

Es maravilloso tener la suerte de vivir en una sociedad con sanidad pública y seguridad social, poder no trabajar y tener la atención médica garantizada, contar con diferentes ayudas y subsidios... No ocurre en todas partes y hay personas que padecen mi enfermedad que mueren sin poder tener acceso a los medicamentos que necesitan.

Así que infórmate de todas las ventajas sociales que puedes tener, como descuentos en transportes, en estudios, etc.

También es cierto que tu nivel adquisitivo baja en picado. Intenta, dentro de lo posible, gastar menos de lo que ingresas e, idealmente, guardar un 10% de tus ingresos en ahorros.

Está muy bien hacerse un presupuesto personal en el que tengas un buen techo bajo el que vivir y comida sana y de buena calidad para alimentarte.

Muchos de los aspectos que necesitas para esta revolución interior ya están contigo. Seguro que tienes parques, bosques, mares, lagos, ríos, paseos o plazas cerca de tu casa. Sin duda, tendrás una protectora de animales donde adoptar un perro o un gato; es muy probable que tengas cerca alguna biblioteca con libros y seguramente también música y películas. Seguro que tienes internet en casa. Consulta la programación cultural de la ciudad, los cursos y talleres; muchas propuestas son gratuitas y otras tienen grandes descuentos para personas enfermas, con subsidios o invalidez. No estoy diciendo que estés en plena forma para aprovecharlo todo, solo propongo que, en función de tus posibilidades y capacidades, mires con los ojos abiertos y llenos de ilusión todo lo que te ofrece la vida.

Quizá podrás comprarte menos ropa, no podrás ir de viaje tan lejos, tal vez no podrás comer en restaurantes lujosos… Si ocurriera tal cosa, sabes que esto es lo de menos. Lo más importante no se compra. Nadie puede comprar el bienestar personal, la cultura, la amistad, el amor, los buenos ratos con uno mismo y con los demás. Lo más importante no está en venta.

Como dijo Aristóteles, la felicidad necesita una cierta prosperidad. Esta prosperidad es un cierto bienestar —que debemos no confundir con la opulencia, pero que implica tener las necesidades básicas cubiertas— y buena compañía.

Ni culpa ni vergüenza

Vamos a continuar sacándonos algunas malas ideas de encima. He sido una profesional altamente cualificada hasta hace poco, mi sueldo mensual superaba los cuatro mil euros. Ahora, al no trabajar y tramitar ayudas, me siento mal, inútil, ventajista.

Tenemos que cambiar el chip. Es vergonzoso que haya gente que sin estar enferma estafe al sistema, pero si realmente lo necesitamos y no es opcional, debemos sentirnos orgullosos de una sociedad que cuida a los sectores más frágiles y más necesitados. Esto no nos convierte en indigentes, en disminuidos ni en minusválidos. ¡Estas palabras son terribles! No soy ni menos válida ni tengo menos valor. Simplemente, no puedo trabajar como antes y estoy creándome una nueva vida. Antes hemos trabajado la culpabilidad y ahora estamos trabajando la vergüenza.

> Soy alguien digno y de valor, que en mi nueva situación —sin ser ni más ni menos que nadie— me adapto a mis nuevas circunstancias económicas.

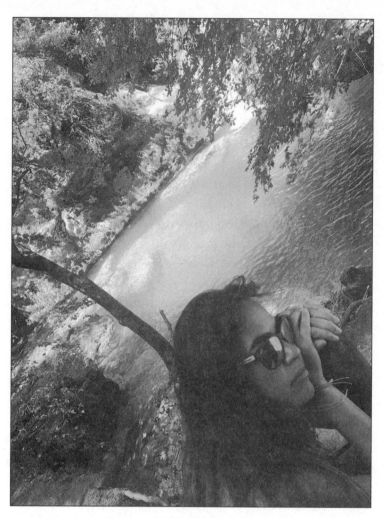

Ni el bosque ni la tranquilidad están en venta.

El mundo no está en deuda contigo

Ante una enfermedad podríamos decir la famosa frase de *La guerra de las galaxias*: «Que la Fuerza te acompañe», pues necesitarás fuerza, ánimo y fe. Todos estos recursos y muchos más están dentro de ti. Pero, al igual que en la película, hay también constantemente una fuerza oscura, y una de ellas es pensar que la gente que te rodea tiene que pagar la deuda que la vida ha contraído contigo, debe compensar tu mala suerte.

Hay enfermos tiránicos, exigentes, irritables e imposibles de complacer. Cuando te cuiden, recuerda que quien lo hace podría estar dedicándose a miles de cosas seguramente más placenteras y escoge mejorar la vida de los demás. No, no pienses que lo hace porque es su obligación, porque es tu madre, tu padre, tu doctora, tu enfermero, algún hermano, familiar, tu pareja o tu amigo.

Las personas que te cuidan sufren por ti, lamentan que te encuentres mal y harían lo que fuera para ayudarte. Así que la mejor forma de agradecer sus atenciones es que te encuentren amable, considerado y, si es posible, feliz.

Otra fuerza oscura es no querer molestar a nadie cuando realmente se necesita ayuda. Este reverso, este otro extremo, tampoco es positivo.

> No puedes vivir por debajo de tus necesidades.

Intenta buscar un equilibrio entre ser alguien tan exigente que lo que hagan por ti nunca sea suficiente, o alguien que nunca pide nada porque no quiere molestar. Naturalidad, sinceridad, serenidad. Hablaremos de calidades éticas más adelante.

Limpieza y orden para un nuevo futuro

En estos momentos tendríamos que estar aquí (recuerda: es un camino del que puedes desviarte, pero teniéndolo bien señalizado para poder regresar a él):

◆ No eres una persona instalada en la tristeza, la impotencia, la rabia y la amargura. Aceptas tu situación. No es la que desearías, pero es lo que hay y es desde donde vas a empezar a caminar.

> **Ves el presente como tu nuevo punto de partida.**

◆ Tienes la enfermedad controlada (conoces sus características y gestión).
◆ Sabes quién se ha quedado, quién está, conoces a tus verdaderos amigos. Tu gente, tu tribu. Dejas que se vaya, sin rencor, todo aquel que no quiera acompañarte.
◆ Tienes tus finanzas claras: tus ingresos y gastos bien controlados, no gastas más de lo que cobras y, si es posible, dedicas al ahorro un diez por ciento de tus ingresos. Has aprendido a conocer y a sacar provecho de todas las facilidades y posibilidades que tu entorno te ofrece.
◆ No añades a la enfermedad la sensación de pobreza. Pobreza es para aquel que se siente pobre, tú lo tienes todo, y tienes la vida, el patrimonio más importante.

Una vez que estamos en este punto, vamos a ordenar la casa. Dedica unas semanas al orden y a la limpieza. Con o sin ayuda. Es un proceso pesado, largo y a la vez liberador. La ropa de los armarios, los miles de archivos del ordenador, el papeleo...

Algunos consejos para tener la casa en orden:

- El primero es no caer en la neurosis, en la obsesión. Vivir con una casa digna, decente y limpia no es lo mismo que necesitar vivir en una casa impecable. Es una casa, no un laboratorio.
- Dedica unos días a ordenar la casa.
- Tira todo lo que no utilices.
- Aplica el viejo refrán lleno de sabiduría «hay una cosa para cada sitio, y un sitio para cada cosa».
- Ordena en el día a día más que desordenar; si tienes cuidado cuando utilices las cosas, ya tienes gran parte del objetivo logrado.
- Dedica un tiempo a las cosas diarias, como limpiar la cocina, barrerla y fregarla.
- Limpia una habitación de tu casa cada día, establece un circuito y vuelve a empezar.
- Una vez al mes, limpia en profundidad una estancia de tu casa.

Eso es todo. Sin obsesión. Y si una semana te sientes peor y no puedes hacer nada, no te sientas culpable. Evidentemente, si otros tienen que limpiar la casa porque no puedes hacerlo tú, tal vez sí puedas revisar con alguien los armarios, los papeles y decidir qué se tira y qué se guarda.

Al margen de todo esto que te acabo de indicar, también es importante tu actitud, llena de curiosidad para ver tu entorno con nuevos ojos. Vas a pasar mucho más tiempo en tu casa, así que emociónate por todos los pequeños y valiosos recursos que encontrarás en ella.

Cambia de orden los muebles, mira como si fuera la primera vez cada espacio. Por ejemplo, coloca un sillón cerca de una ventana y descubre que te gustan las vistas y tienes una nueva luz para leer. Un jarrón con flores. No importa que no sea una casa muy lujosa, mi mesa de estudio es de conglomerado, y no de madera noble. Me la forré de distintos tipos de papeles, con la técnica del *decoupage* y ahora causa la admiración de todos mis amigos. Es un lujo estar en una casa que respire conformidad, buen ambiente y sentir que el orden es un sinónimo de armonía.

El caos exterior es un reflejo del caos interior. No puedes vivir en la dejadez porque te desestabiliza y, como un árbol apuntalado, necesitas todos los soportes porque algo estructural ya falla: la salud; por ello no puedes permitirte más elementos que te debiliten.

En esta fase del libro estamos aprendiendo a esquivar los infiernos de la mente. Incluimos el orden como un gesto de amor a nosotros mismos. Cuando ordenas algo, los efectos son inmediatos y tu casa tiene una fuerza poderosa y renovada para transmitirte serenidad.

Ejercicio

El ejercicio que debes hacer a continuación es el siguiente: ver cada parte de tu casa como si fuera nueva y recién estrenada, mírala con actitud de descubrimiento de todo lo que te rodea.

Un ejemplo: un balcón de seis metros cuadrados. Llenarlo de plantas y flores. A partir de ahora, en casa podré darme el lujo vital de podar, regar y observar cómo crecen y me alegran la vista. Las plantas nos ofrecen la justa medida de una belleza humilde, me recuerdan las cosas simples e importantes que me rodean a diario y que antes no sabía ver. Transitaba por los espacios, no veía ni lo qué eran ni lo que eran capaces de ofrecerme. He creado de este espacio un escritorio bajo el cielo, con una gran mesa y una silla ergonómica, mi libreta y el ordenador. Veo los árboles, escucho los pájaros que sobrevuelan la mimosa del jardín, la luz del sol cruza la madera de la mesa y a veces la brisa levanta las hojas de la libreta… busca, mira, observa tu casa y anótalo todo, cada habitación, la bañera, los libros olvidados…

Ejercicio de redescubrir tu casa después de ordenarla

Estancias de tu casa	Cómo es el espacio una vez ordenado	Qué te gusta de esta parte de la casa	Qué mejorarías de ella	Qué actividades te gustaría realizar en ella

Agradecimiento

Me gustaría que pudieras hacer conmigo un sincero acto de agradecimiento. Si puedes llevarlo a la práctica conmigo, significa que has completado correctamente esta fase.

En primer lugar, a la vida: por tenernos ahí, con ella, con sus días malos, mejores y peores, pero en su regazo, en su cuidado. Siendo y viviendo como un verdadero proyecto de ser humano completo.

Piensa en Stephen Hawking, el gran físico, gracias a cómo pensó, a su convicción de que seguía siendo válido una vez que le diagnosticaron ELA, una enfermedad durísima, se dio a sí mismo la oportunidad de convertirse en uno de los físicos más relevantes de nuestro tiempo. Se aferró a su mejor posibilidad de vivir, no solo la de ser un ser humano completo, sino de ser un ser humano excepcional. Era un joven de veinte años con un pronóstico de vida de un par de años y llegó a los setenta y seis.

Piensa un momento: tenemos el día para nosotros. Si consultas las encuestas de empleo y tiempo, las personas tienen menos de una hora diaria para sí mismas. En este sentido somos afortunados, tenemos tiempo para hacer lo más importante: conocernos y mejorarnos. Nosotros estamos enfermos pero, teniendo en cuenta el tiempo que conlleva una vida (unos treinta mil días de los cero a los ochenta años), nuestra sociedad tal y como está organizada seguramente está mucho más enferma que nosotros.

Si estás leyendo este libro significa que puedes pensar, meditar y reflexionar. Muchas personas padecen enfermedades mentales que se lo impiden; sin nuestra cabeza funcionando, no hay un yo por conocer y hacer crecer. Demos las gracias por ello.

Gracias por estar vivos y con futuro —incierto, como el de todo el mundo—, por disponer de tiempo y por poder pensar. No hay mayor patrimonio que este.

Y perdonémonos, que es una de las formas más felices de liberarnos. Perdonemos a la vida, al destino, a la casualidad, a las personas que no quisieron o no pudieron estar aquí. Liberémonos de todo ello, porque tenemos que empezar este viaje ligeros para poder andar felices y no con enormes mochilas de piedras que nada dan e imposibilitan la sonrisa.

Vámonos.

||||||||||||||||||||||||||||||||||||||||||||

SEGUNDA FASE

COLOCÁNDONOS BIEN EL CORAZÓN Y LA MENTE

Todo lo que puedes hacer con tu alma cuando estás enfermo

||||||||||||||||||||||||||||||||||||||||||||||||||||||||||||||||

Introducción

Si estás empezando la segunda fase, significa que ya no tienes que preocuparte por:

- Vivir instalado en la desesperación (tome esta desesperación el camino que tome, sea en forma de tristeza, rabia constante, etc... te has colocado en una situación desde la que puedes mirar el mundo y la vida). Esta advertencia ha aparecido muchas veces porque la soledad y cierta inactividad pueden potenciar el fijarse y magnificar el lado más oscuro de la vida.
- No te sientes ni culpable ni avergonzado por estar enfermo, no te comparas con la gente sana, no te importa lo que puedan pensar de ti otras personas, no usas tu imaginación para atribuirles comentarios y pensamientos sobre ti. Además de que posiblemente sean falsos, en el caso de ser ciertos no te benefician en nada.
- Te sientes afortunado por poder disponer de tiempo, el mayor patrimonio de un ser humano, y observas cómo la mayoría de la gente lo pierde o corre tras urgencias sin importancia dejando que su tiempo se desvanezca un poco cada día.
- Sabes gestionar tu enfermedad: conoces las actividades que perjudican tu salud, las que la benefician, tienes un control exhaustivo de la medicación y de las revisiones médicas.
- Tienes resuelto el tema de la subsistencia, tienes un buen control de tus finanzas.
- Tienes un entorno ordenado y harmónico.

- Te has liberado a través de un sincero perdón y agradecimiento.

¿Qué vamos a tratar en esta segunda fase? Nos pondremos un poco serios. Decidiremos quiénes queremos ser y así será hasta el final.

Si sigues conmigo a partir de este pacto, este compromiso contigo mismo, trataremos temas como el autoconocimiento, la madurez personal y cualidades éticas.

Solo a partir del conocimiento podemos ver qué falta, qué sobra, qué debe adecuarse. Por tanto, intentaremos conocernos tan a fondo como sea posible, y digo posible porque nunca podemos conocernos por completo. No somos una piedra que se erosiona pero no muta de substancia ni de forma, variamos con los años y las circunstancias, tenemos recovecos en el alma dónde aún no ha asomado la luz. Pero tenemos un yo al que asirnos. Un yo nunca agotable pero sí reconocible y, hasta cierto punto, estable. Esta parte no es exhaustiva ni cerrada. Tú y solo tú puedes saber el lugar exacto donde debes colocar tu alma, tu corazón y tu mente. Te ofrezco coordenadas aproximativas de este arte infinito que es vivir tan humanamente como sea posible.

Cada tema que trate en este apartado es un aspecto que me parece fundamental para ordenarnos y crecer internamente. Creo que son cuestiones sobre las que estarían de acuerdo un budista, un cristiano, un agnóstico y un laico, pues en lo único en que debemos convenir es en que a todos nos interesa y preocupa cómo ser una persona de bien y consciente en el mundo. Pero el grado de aceptación y aplicación de cada uno de ellos solo tú puedes determinarlo.

Por ejemplo, a continuación, cuando empecemos la parte del AUTOCONOCIMIENTO, abordaré la necesidad de tener un control sobre uno mismo, porque nos podemos desestabilizar enseguida (más deprisa que personas que gozan de una buena salud). En tu caso, tener un mayor control quizá te vaya de perlas porque eres una persona que no tiene defensas para preservar su armonía personal, no tienes ningún sistema de protección y no habías pensado en ello, así que al leer el apartado de la necesidad de tener un mayor control te das cuenta de hasta qué punto lo necesitas. Pero tal vez suceda lo contrario: eres tan controlador que cualquier cosa que no sale como quieres o esperas te produce una gran frustración. Entonces tu reflexión debería consistir precisamente en cómo regular este aspecto de ti en la intensidad óptima.

Un símil tonto pero efectivo. Para hacer pan se necesita: levadura, agua, sal, aceite y cocción. Sin embargo, yo, que me hago el pan todos los días, os puedo asegurar que es posible hacer miles de panes incomibles con esta receta. Al final encuentras la fórmula: 500 g de harina, 300 ml de agua, un puñado de sal, dos cucharadas soperas de aceite y casi tres horas en la panificadora. Pero a partir de aquí, siguen habiendo miles de recetas óptimas: hay a quien le gusta más salado, menos, más tostado, con pipas, con nueces, con olivas… y todos son panes óptimos. Parece un símil infantil, pero no lo es. No conozco la receta exacta para lograr ser una persona feliz, equilibrada, interesante, dinámica y enferma. No sé si la persona que lo ha logrado juega al ajedrez, pasea a su perro o es un enamorado de la filatelia. Desconozco si duerme doce horas y toma zumos verdes. No puedo decirte cómo es en miles de aspectos porque hay miles de respuestas correctas para la misma pregunta. Sé, eso sí y sin la menor duda, que no es alguien que vive instalado en la pena, en la frustración, en la rabia, en la autodestrucción, en el desorden vital y que es tiránico con los demás. Estoy segura, en definitiva, de que es imposible que sea alguien inmaduro, sin ética, que no se conozca y que sea incapaz de amar.

Te presentaré lo que considero óptimo, es decir, aquello que me parece humanamente más beneficioso en nuestra situación, pero eres tú quien debe decidir el grado o necesidad de cada aspecto. Cuando hablamos de la madurez personal y tratamos el tema de conocer las propias capacidades, solo tú puedes saber cuáles son, si te sientes sanamente orgulloso de ellas, si las ignoras y te tratas por debajo de tu importancia, o si te mientes a ti mismo y crees poseer unos talentos o capacidades que en absoluto posees. Por ejemplo, a mí me apasiona el arte, me encanta tocar el piano y pintar, pero son meras aficiones en las que no destaco ni lo pretendo. En cambio, sí considero que tengo un talento especial para saber qué necesita un cuerpo para recuperar la salud, qué ejercicios, posturas, alimentación y actitud mental le favorecen más. Los centenares de alumnos que he tenido a lo largo de los años certifican mis creencias.

Todo lo que trato aquí es para que tú mismo lo confrontes con tu realidad, con autenticidad y sin miedos. Es posible que haya aspectos que manejas desde hace tiempo mejor que yo, otros aspectos que tú hayas descubierto y yo ni siquiera apunto, otros que te hagan abrir los ojos y mejorar de forma fulminante.

Cada uno de nosotros trabajará cada aspecto fundamental contrastándolo con su yo más verdadero, y cada uno lo hará mejor que nadie porque nadie se conoce más que uno mismo y nadie como nosotros sabe valorar tanto el tiempo.

Si pudiera vivir sano con todo lo que he aprendido estando enfermo

|||||||||||||||||||||||||||||||||||||||||||||||||||||||||||||||||||||||||||||||||||||

Ejercicio:

Escribe en el siguiente espacio todo lo que creas que has aprendido estando enfermo.

No sé qué habrás escrito, pero intuyo que tus respuestas van a ir más o menos por aquí:

* No perder el tiempo.
* No preocuparme ni angustiarme por nimiedades.
* No dar tanta importancia a cosas que no la tienen.
* No sufrir por personas que no valen la pena.
* Cuidar mi alimentación.
* Practicar deporte.
* Descansar las horas necesarias.
* Tener más tiempo para mí y hacer las cosas que más me gustan.
* No estresarme.
* Tratar mejor y cuidar a las personas que realmente quiero.
* Hacerme más caso.
* Conocerme mejor.
* Llegar a ser quien podría llegar a ser.
* Estudiar X, conocer X, viajar a X.

Y mi pregunta es: ¿Y por qué no lo haces? ¿Qué cambia? Ciertamente, no puedes hacer una maratón, ¡pero puedes hacer tantas cosas! ¿No es tonto el viejo que se queja por la juventud perdida en lugar de ver las posibilidades de una vejez plena?

Te contaré una historia que quizá te haga sonreír. Verás, una de las peores cosas del mundo es vivir en Menorca, rodeada de piscinas de agua marina, de calas preciosas ¡y no poder nadar!

Lo tenía muy complicado: un agujerito en la barriga por dónde pasa el maravilloso tubo que me mantiene con vida y que proporciona la medicación desde una bomba de perfusión hasta mi corazón, pero la bomba no es todo lo resistente que querría; en cierta ocasión, debido al calor, se estropeó y la de recambio tampoco funcionó. Tuvieron que ingresarme durante cuatro días y a punto estuvieron de tener que intervenirme para colocarme un nuevo catéter. Es un mecanismo delicadísimo, y este agujero en carne abierta trabaja día y noche para cerrarse, al no poder se lacera y sangra sin llegar a cicatrizar jamás; es duro y delicado y nadie está en condiciones de aconsejarte nada porque no hay muchas experiencias al respecto.

Ni el equipo médico ni especialistas ni grandes empresas podía asegurarme si era posible fabricar un mono de baño ultra impermeable para nadar que fuera seguro y no afectara ni a la máquina ni al mecanismo.

Pero no me rendí: busqué los monos de natación más seguros, compré uno, lo probé en la bañera, luego me sumergí en el mar… e investigué: valiente pero prudente. Actualmente, nado media hora diaria en una piscina de agua de mar.

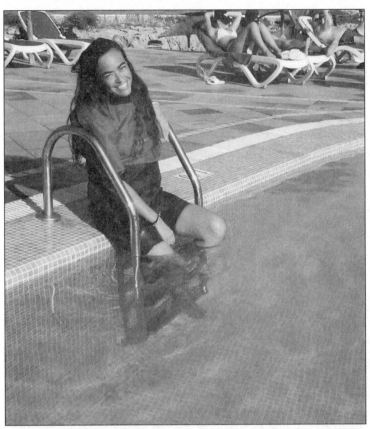

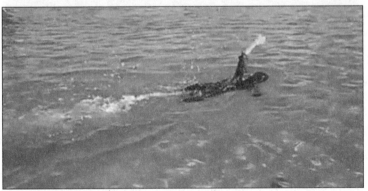

Aquí me tienes en plena zambullida diaria.
El traje no me favorece mucho pero, nade yo contenta, ríase la gente.

Deseo que te ocurran cosas malas

Deseo que te ocurran cosas malas. Y tú me dirás: «canalla, malvada y pérfida autora, maldigo el día en que compré tu libro».

Deja que desarrolle esta idea, y permíteme que recurra a Séneca, que lo dice de muchas maneras y con diferentes palabras pero viene a decir siempre «deseo que te ocurran cosas malas».

Lo expresa del siguiente modo:

Te tengo por un infeliz porque nunca has sido infeliz. Has pasado la vida sin un adversario, nadie sabrá de qué has sido capaz, ni tú mismo siquiera.

Así que voy a ir directo al grano, al centro de tu ser, al lugar más profundo donde habitan tus convicciones más auténticas e inverificables.

Porque este es el misterio y la gracia de vivir, todo se alza desde una piedra angular indemostrable.

Me explicaré mejor.

Si tu piedra angular fuera la religión católica entendida de una forma ortodoxa, tu creador sería la Biblia y la vida tan solo un breve intervalo de tiempo que conduce a una eternidad junto al Creador.

Si no crees en nada, nadie podrá nunca demostrarte que hay algo y consideras que todo se reduce a los buenos momentos que nos llevamos de la vida, es otra opción tan válida y tan respetable como la anterior.

La base de tu existencia no es demostrable, no podrá cambiarse por una mejor porque alguien te demuestre otra verdadera. No bajará Dios ni la Nada ni un poder superior que te muestre sin lugar a dudas que esto, y tan solo esto, es la verdad, la única y la definitiva, y que a partir de eso actúes en consecuencia. Lo que sí vas a encontrarte son miles, por no decir millones, de gurús que te asegurarán que conocen la verdad única, eterna y definitiva. Y también encontrarás miles de millones de libros que te garanticen que tienen la verdad verdadera. Tal vez sean verdades, atisbos de luz, pero nadie tiene la Verdad. La Verdad en mayúsculas, la única, definitiva y verdadera no la tiene nadie, y esta es la grandeza de vivir.

La Verdad, si existe, no se comporta como un fanático religioso y no obliga a nadie a su cumplimiento. Y bien mirado, que sea así es maravilloso. Aquí, en esta libertad, en este misterio, en esta desorientación es donde reside la grandeza del ser humano, en su libertad y responsabilidad última. Aquí es donde te juegas el sentido de la vida. De tu vida. Es tan importante que creo, sinceramente, que nada vale tanto la pena como este acto de libertad de poder escoger en la incerteza total. Esta es una de las partes más importantes de ser una persona: poder escoger en la penumbra.

Y quien no escoge, también escoge, escoge no escoger e ir tirando, escoge no contestar con la propia vida las grandes preguntas a las que debemos enfrentarnos por el hecho de estar vivos.

Así que, para continuar este viaje juntos, te haré la pregunta más difícil y sin duda la más importante: ¿cuál es tu verdad última e indemostrable? ¿Cuál es para ti el sentido de la vida?

Hablemos en serio

Cuál es tu verdad fundamental, esta es la pregunta básica y de la cual partirá todo. No hay más, ahora vamos a mostrarnos todas las cartas, a acabar con la partida o jugaremos con la misma mano.

¿Qué crees que has venido a hacer en el mundo?

Hay miles de respuestas, no voy a enumerarlas ni a analizarlas, no hay tiempo para eso y nos desviaríamos de la cuestión principal. Solo te diré que si respondes cosas como las que has oído muchas veces y que das por ciertas como «yo he venido al mundo a ser feliz» y para ti feliz significa no sufrir ningún problema, desengaño o dolor, entonces no creo que se trate de una vida auténtica ni posible. Si en cambio entiendes por ser feliz una vida en la que hayas trazado las líneas esenciales de tu yo y la estés llevando a cabo, y además esto te produce un sentido de la satisfacción personal que es equivalente a la felicidad, puedo entender y compartir tu respuesta.

He visto personas obligándose a sonreír, a pensar que todo es posible, a soñar que todo el futuro es perfecto para convocarlo, con tanta resistencia al dolor, tan natural e intrínseco en la vida, que a mí —a mí— me parecía que el esfuerzo por ser feliz era inmensamente mayor que el de permitirse estar triste. Para mí la felicidad es otra cosa.

Si la respuesta es «vamos a vivir a tope, que esto en cualquier momento se acaba», entonces es que tu dios es pasar un buen momento, tal vez lleno de emociones inmediatas y sin sentido profundo. Una especie de *self service* vital con bandejas llenas de sensaciones, vivencias, paisajes, convocando a la adrenalina, sintiendo la vida a tope. A tope debe de significar una vida estridente, de alto voltaje, como un anuncio de un coche deportivo, a todo gas. Un poco como ir por la vida queriéndose montar en las atracciones más altas, más vertiginosas y más rápidas. Para mí es una experiencia repetitiva.

Aun así, insisto en que ninguna de estas posibilidades son erróneas, ni estas ni mil más. A cada uno su respuesta.

Por mi parte, considero que estas respuestas son la parte periférica del centro de mi verdad. Evidentemente, creo que hay un momento para intentar ser feliz siempre, sin obviar las tristezas o las desgracias pero sin recrearse en ellas, y creo que hay un momento para cada cosa, también para la pura emoción, la emoción en vena y la más adrenalínica posible; pero al hablar del sentido de la vida no me estoy refiriendo a no querer vivir tardes magníficas disfrutando del momento, ni días en los que es mejor dejar descansar las desgracias que no se pueden solucionar. Me estoy refiriendo a algo más profundo, más de propósito vital, más de sentido de la vida. ¿Cuál es para ti el sentido de la vida? Si no lo tienes claro, te pido por favor que dediques un tiempo a pensar qué crees que has venido a hacer aquí, y si ya tienes una respuesta, a continuación te daré la mía. Recuerda que no hay respuestas válidas, mejores ni peores, es una pregunta radical sin respuesta correcta. Es radical porque ahonda en las raíces más profundas de tu ser, y diría que no es una pregunta más, es LA pregunta.

Ejercicio

¿Qué crees que has venido a hacer en el mundo?

Mi respuesta

Yo creo que hemos venido al mundo a entregar, en el momento de morir, un alma mejor que la que nos fue dada al nacer. Y en el trabajo de construir esta alma se halla la felicidad.

Hablar de un alma significa suponer que hay una realidad interior, el propio ser, al margen de la realidad puramente física. También significa creer que vivir es aprender, mejorar y de alguna manera desarrollar nuestras capacidades.

Desde esta perspectiva, no hay vivencias buenas ni malas, en el sentido estricto de la palabra, sino tan solo vivencias, relaciones, experiencias que nos permiten mejorar como seres humanos o que nos empeoran. El tiempo, ese gran escultor, nos dibuja un alma de oro, platino, diamante, o de barro; o incluso de estiércol.

Hay una leyenda preciosa sobre esta visión de la vida. El nacimiento de cada persona está presidido por un ángel llamado Daena, que tiene la forma de una niña bellísima. La Daena es el arquetipo celeste a cuya semejanza el individuo ha sido creado y, al mismo tiempo, el testigo mudo que nos espía y acompaña en cada instante de nuestra vida. Sin embargo, el rostro del ángel no permanece inalterable en el tiempo, sino que, como en el retrato de Dorian Gray, se transforma imperceptiblemente a cada gesto, a cada palabra nuestra, a cada pensamiento. De este modo, en el momento de la muerte, el alma ve a su ángel, que según haya sido la conducta de su vida viene a su encuentro transfigurado en una criatura aún más bella o en un demonio horrendo, y que susurra: «Yo soy tu Daena, la que han formado tus pensamientos, palabras y actos».

Viene a ser lo mismo el alma que entregamos y la Daena que nos mira en el último suspiro como un reflejo de nuestro verdadero rostro. ¿Y a quién entregas esta alma? Tal vez a la Nada, y entonces ¿qué importancia tiene si por un breve instante, si es que tenemos la objetividad y sinceridad necesarias, la Daena se nos muestra horrenda? Solo es una mirada final, ante la eternidad o el tiempo que tuvimos de vida. Y esta es la segunda respuesta: no hace falta que haya nada más. Me basta así, una vida con sentido, con dirección, con satisfacción conmigo misma; haya algo o alguien o no esperando mi alma, siento que habré intentado cumplir con mi mejor destino de ser persona.

Para mí una vida de éxito no se traduce en los libros vendidos, en la categoría laboral, en las cifras de la cuenta corriente, sino en quién eres, qué has hecho contigo mismo a través de la vida, en quién te has convertido.

Cuando alguien me pregunta cómo es posible que tal persona, que es tan mala o que ha hecho tanto daño a otros, tenga tanto éxito, yo creo que la cuestión está mal planteada. El éxito no es la apariencia de éxito, es la calidad de tu alma, no hay más éxito que este. En mi opinión, un alma mezquina, vengativa, envuelta de riqueza, comodidades y poder es una vida arruinada. Un alma desarrollada y buena, con una vida a simple vista modesta pero llena de categoría y decencia, es una vida de gran éxito desde mi punto de vista. La pregunta es quién eres, no qué has llegado a aparentar o a tener.

Por tanto, para mí el éxito de una vida no se juzga por el imperio que ha creado, sino por quién llegó a ser, en qué se convirtió. Los episodios de la vida se juzgan no solo por si son agradables, risueños, amables y confortables, sino por qué podemos aprender o qué nos pueden enseñar, qué habilidades nos permiten desarrollar, qué cualidades éticas debemos poner en práctica.

Ejemplo práctico

¿Recuerdas el capítulo sobre los falsos amigos? En él explico que mucha gente se aparta de ti cuando estás enfermo.

Bien, pues lo más importante no es el hecho. El dato, la anécdota, es que hay gente que desaparece. Aun así, insisto: esta no es la cuestión, la verdadera pregunta es en quién te convierte a ti el hecho de ser «dejado de lado, rechazado, ignorado» porque ya no eres la persona simpática y aproblemática, sino que para algunos eres alguien que tiene el «mal gusto» de ponerse enferma en un mundo de colores y felicidad constante (todos somos mucho más felices en Instagram que en nuestra vida real).

Lo importante no es el hecho en sí, que te dejen de lado, sino en qué persona te conviertes. Algunas posibilidades:

1. **Se volvió un corderito complaciente.** Se obcecó por ver qué motivo había fallado de su propia persona, buscó o se inventó defectos de su carácter y forma de ser, y entonces se convirtió en un ser completamente solícito, amable e intentó convertirse en alguien imprescindible para los demás, haciéndoles muchos favores para ser querido por los que aún le quedaban.
2. **Decidió que no valía nada.** Concluyó que no valía nada, que no servía para nada, que no era capaz de nada; por eso la gente se había alejado de él.
3. **Se convirtió en un rebelde a la defensiva.** No le apartaron, se fue él porque no quería estar con gente de mala calaña, no se enfrentó al dolor de sus sentimientos, a la decepción, y se

fue directamente a la rabia y a la no aceptación. Se convirtió en una persona aislada convencida de que no necesitaba a nadie para ser feliz.

4. **Se volcó en las redes sociales.** Todo el día en contacto con relaciones poco profundas, sin una comunicación significativa, intentó creer que no estaba solo entre aquella multitud y pensó que los perfiles de amigos podían sustituir a las relaciones íntimas y auténticas.

5. **Sintió que había podado su jardín de malas hierbas**, y que ahora podría cuidar las personas que eran árboles y flores maravillosas (cursi pero ya me entiendes, es una metáfora).

6. **Si unos lo habían dejado, ¿por qué no todos?** Empezó a desconfiar de las personas que lo querían; al fin y al cabo, el ser humano siempre puede abandonarte, así que sus relaciones fueron siempre de desconfianza y miedo. A la mínima dificultad tiraba la toalla porque las peores predicciones estaban a punto de hacerse realidad.

Espero que con este ejemplo te llegue un mensaje muy sustancial:

> No importa mucho qué te suceda, lo único importante es en qué tipo de persona decides que te conviertan los hechos.

Es cierto que todos tenemos un carácter, una personalidad, y las reacciones pueden ser muy automáticas; alguien inseguro tenderá reactivamente a desconfiar, pero en eso estriba el arte de vivir: advertir que tienes una actitud insegura y decidir trabajar activamente para ser alguien más confiado, sereno y tranquilo, o bien vivir bajo un estrés emocional constante y que cada detalle del otro te provoque un sobresalto.

No será necesario insistir en algo que me parece obvio: no buscamos las experiencias negativas porque pueden ser útiles para crecer, sino que cuando llegan —y puedes creerme, siempre llegan— se aprovechan como un buen fuego para moldear un alma mejor. Así, claro está, también la enfermedad.

Una postura no convencional

Afrontar la realidad tal como acabo de exponer no es convencional. Vivimos en una sociedad hedonista, consumista, nihilista y cada vez más pornográfica y narcisista. En cuanto a lo de «pornográfica» y «narcisista» bastará con que visites Instagram y verás miles de cuerpos medio desnudos acariciándose los pectorales. Te pondré un ejemplo de mi propia historia: en mi vida anterior era una afamada profesora de pilates, trabajaba en centros de alto nivel, tenía mi propia web y clientes de mucha categoría. Fui de las primeras personas —por no decir la primera— que llevó a España el método SUP Pilates, es decir, pilates en el mar sobre una tabla de surf; había firmado ya con una marca de moda y diversos medios habían programado reportajes sobre esta nueva modalidad deportiva en los que yo era la protagonista. Poco antes de un gran lanzamiento, enfermé. Todo desapareció, y eso no fue todo: tuve que soportar que otros se apropiaran de lo que yo me disponía a llevar a cabo. Me dolió descubrir cómo habían «adaptado a los gustos actuales» mi sistema: con grandes pechos de silicona, tanga y casi top less. Yo, que pretendía poner en práctica un método elegante, espiritual y ecológico, veía versiones banales de mí. Sufrí mucho al verme imitada, impedida y adulterada, con un gran presente y futuro profesional… Lo peor fue ver cómo las fotos y los textos de mi web se distribuían impunemente en nuevas páginas webs que anunciaban lo que yo estaba a punto de hacer.

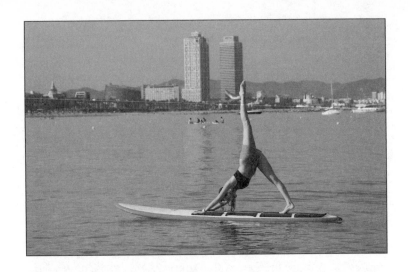

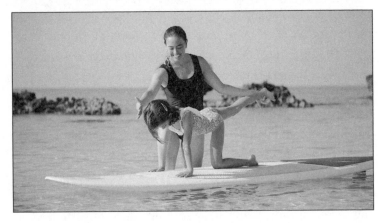

Mi anterior vida con SUP Pilates en Barcelona y Menorca.

Deseo que te ocurran cosas malas, pues en mí los mejores deseos de Séneca se cumplieron a base de bien. Las cosas malas son como el fuego: si es un fuego bien utilizado, crecerá el alma; si el fuego es desaforado e incontrolado, todo se reduce a carbón. Las cosas malas son la alquimia del alma, puedes escoger ser una persona amargada o alguien que hizo de sí mismo la mejor obra, hacer de ti lo que en alquimia se llama Opus Nigrum.

Los tratados de alquimia hablan de la fase de separación y disolución de la sustancia, la más difícil era la Gran Obra, el Opus Nigrum. Yo creo que el Opus Nigrum no hacía referencia a la materia, sino al espíritu, liberado de prejuicios, falsedades, convenciones, que alcanza una cierta verdad sobre sí mismo.

¿Qué hice? ¿Cómo aplicar la alquimia? Tuve que dejar de obsesionarme con los plagios, es imposible luchar contra ellos... Pero si de veras quería llevar a cabo la alquimia del alma, no era cuestión solo de dejar de obsesionarme y enfadarme, sino de llegar a hacer algo más positivo: celebrar que ese sistema, bueno, interesante y positivo, se estuviera llevando a cabo, inspirado por mí y llegara a muchas personas. Agua que no has de beber déjala correr. Déjala beber, deja que otros se refresquen y la disfruten. Incluso alégrate de ello. En vez de quedarme mirando, comprobando, rastreando cómo se apropiaban de mi trabajo, lo olvidé, cancelé mi web y empecé nuevos proyectos.

Defíneme mejor

Aquí las cosas empiezan a complicarse. Cuando digo «un alma mejor», ¿qué es «mejor»? No hay un «mejor», cada uno debe encontrar su «mejor».

Fíjate: Digo que nuestro deber en la vida, nuestra misión y propósito, es entregar un alma mejor de la que nos fue dada al nacer. Otros dirán: nacemos puros y perfectos, la vida y el tiempo nos contaminan, lo que debemos hacer es volver a la pureza primigenia que nos fue dada al nacer. Es muy respetable. Yo, en cambio, creo que todo aquello que nos es dado es como si no fuera responsabilidad nuestra y la vida es una oportunidad maravillosa para crecer, amar y aprender.

Para mí un alma mejor es aquel:

♦ Que descubre sus talentos y los desarrolla.
♦ Que tiene diferentes registros de actuación y escoge el más acertado en cada momento.

Un tiempo para

Todo tiene su tiempo, y todo lo que se quiere bajo el cielo tiene su hora. Como está escrito en el Libro de los Eclesiastés, uno de los libros de la Biblia.

Tiempo de nacer, y tiempo de morir;
tiempo de plantar, y tiempo de arrancar lo plantado;
tiempo de matar, y tiempo de curar;
tiempo de destruir, y tiempo de edificar;
tiempo de llorar, y tiempo de reír;
tiempo de endechar, y tiempo de bailar;
tiempo de esparcir piedras, y tiempo de juntar piedras;
tiempo de abrazar, y tiempo de abstenerse de abrazar;
tiempo de buscar, y tiempo de perder;
tiempo de guardar, y tiempo de desechar;
tiempo de romper, y tiempo de coser;
tiempo de callar, y tiempo de hablar;
tiempo de amar, y tiempo de aborrecer;
tiempo de guerra, y tiempo de paz.

Observa cuántos talentos aparecen: la capacidad de nacer, plantar, cosechar, reír, gozar, abrazar…, y no hay nada malo, no hay nada que se rechace. Aparecen verbos que no son muy políticamente correctos, como matar, destruir, arrancar, desechar… exacto. Es mucho más difícil ser justo que ser bueno, hay momentos que metafóricamente debemos arrancar, desechar, anular, olvidar…

Tiempo de nacer y tiempo de morir

Sí, hay un tiempo para emprender nuevos proyectos, nuevas ilusiones, y un tiempo para darlos por acabados; asímismo, hubo un tiempo en el cual nacimos y sin duda llegará un día, no ya un tiempo, sino un momento radical, irreversible, sin experiencia previa pero definitivo, en el que moriremos. Hay quien se fija en lo que vivió, yo me fijo en la que seré en el momento de mi muerte.

Porque la primera parte es siempre insatisfactoria, limitada y breve. Vivieras lo que vivieras nunca sería suficiente. Vivió como un rey, visitó grandes hoteles en los lugares de más encanto de la tierra…, pero es algo que nunca se completa. Puedes comprarte todos los libros de mil y una cosas que has de hacer antes de morir. Mil cuadros que debes mirar, ¿crees que no hay diez o cinco mil y que no habrá muchos más que tendrías que haber mirado después de tu paso por la tierra? ¿Por qué mil y uno y no quinientos cinco o setenta mil? Como en el cuento de la eternidad: cuántos museos, canciones, paisajes, restaurantes, rincones del mundo serían necesarios para poder decir: ahora sí, ahora ya está, ahora es suficiente. Son experiencias agradables, bonitas, intensas, gratificantes…, pero es un poco como el comer o el fumar, nunca se hace el ágape definitivo o el cigarro final que te deja verdaderamente satisfecho. Necesitas más. Y es fantástico que así sea, y yo no estoy en absoluto en contra de las emociones y de todo aquello que me ofrezca una dimensión de satisfacción y alegría: una buena comida, un paisaje precioso, un hotel con encanto en buena compañía…, pero me falta algo. ¿Sabes?, creo que soy algo más en la vida que el coleccionista de buenos momentos, soy algo más que la chica que supo disfrutar de la vida… Sí a la vida es bella pero sí también a algo más, a la base, al sentido de mi vida.

¿Por qué necesito algo más?

Nuestra sociedad rinde tributo constante a la emoción. La emoción es la atracción hacia aquello que nos mueve, podríamos decir que es en la vida todo aquello que ejerce sobre nosotros una atracción parecida a un imán. Las emociones están dentro de los grandes escaparates, como grandes mostradores de riquísimos pasteles, de divertidos juguetes, de maravillosas golosinas, una tienda de coloridas flores, o de máquinas de retratar o de estilográficas... todo ello son complementos geniales.

Del mismo modo que una maravillosa tienda de pasteles y caramelos es una gran experiencia, pero —se siente— no podemos basar nuestra alimentación en lo que exponen.

Las emociones son momentos de atracción con sus brillantes colores, sus texturas de azúcar de algodón, los buenos aromas a limón, natas y chocolates... pequeñas o grandes dosis de adrenalina, de sensaciones de choque, de vivir en la vida como si estuvieras en un gran parque de atracciones.

Una sociedad sin paciencia, sin silencio, sin esfuerzo, sin capacidad de atrasar la satisfacción... lo más bueno parece que es lo que tiene más luces, más colorines, más flashes e interacción inmediata. Hoy he descubierto con cierta tristeza que los niños ya no leen tantos cuentos porque escuchan —fragmentariamente y entre mil cosas que luchan por acaparar su atención— trocitos de cuentos. La superabundancia de estímulos conduce a un cierto hartazgo de vivir. Y lo lamento, qué gran maravilla poder leer las primeras historias sencillas llenas de emociones: les estamos quitando algunas de las cosas más maravillosas que existen porque demasiadas cosas, sin el mismo valor, luchan a la vez para captar su atención.

Así creamos un mundo en el que pasan continuamente cosas, un mundo con mil alarmas, con mil ambulancias pidiendo paso para llamar tu atención, para decirte, ven, escucha, mírame, estoy aquí, hazme caso, trato de venderte algo, un curso de francés sin esfuerzo con el que en treina días y quince minutos diarios hablarás la lengua de Balzac. No, no pongamos Balzac, que tal vez no lo conozcan, hablarás francés como si hubieras vivido allí. Con un curso interactivo, programado, lleno de canciones y nivel muy bajo para que sientas que progresas constantemente, con mil gratificaciones, estrellas, pruebas pasadas, continuas recompensas para que no abandones.

A mi modesto entender, alguien que se pasea por la vida por caminos llenos de bellas comodidades (un hotel de cinco estrellas con mil actividades y comidas y bebidas al superlativo…) es alguien que al final está como ahíto, empachado de vivir en la feria de las atracciones.

Que me quiten lo bailao, te dirá mucha gente. Pero… ¿y si la historia fuera la de la película *Danzad, danzad malditos*? No sé si has visto este film, transcurre en Estados Unidos, en plena época de la Gran Depresión, y en él personas desesperadas se apuntan a una maratón de baile con la esperanza de ganar el premio (mil dólares), llegando al límite de su resistencia. ¿Te los imaginas desmayándose del agotamiento diciendo «¡que me quiten lo bailao!»? Lo que intento decir es que son experiencias repetidas a cuya satisfacción te acostumbras enseguida y sueles necesitar una dosis mayor para sentir algo parecido. El primer día que puedes permitirte ir a un hotel con encanto te maravilla su suntuoso lavabo, el segundo día estás en él sin tanta admiración, y llega un momento en que lo usas sin darte cuenta.

Una vida que no cultiva otras cualidades y dimensiones, que está focalizada en las estridencias, es posible que te convierta en adicto a las emociones y te inmunice contra las verdaderas riquezas, que te aburras fácilmente, que encuentres anodina la realidad; y de nada sirve hacer mecánicamente mil oraciones de agradecimiento por todo lo que se tiene y no se ve.

Permíteme mencionar la escala de valores, una especie de pódium donde colocamos aquello que consideramos más importante.

La inventó Max Scheler (filósofo nacido en el 1874). En esta escala ocupan el lugar más alto los valores espirituales, estéticos, vitales y afectivos y en último lugar la sensibilidad.

Por tanto, los primeros puestos no se pueden comprar. Mira fotos de la casa de Donald Trump. Teclea en google «Donald Trump Home». Hay mucho dorado, mucha escalera inmensa, mucha piscina, mucha vista, muchas columnas, superkitch..., pero no verás lo más importante: no hay libros, no hay instrumentos musicales, no hay animales, no hay amigos conversando..., hay solo todo lo que se puede comprar. Pero no puede comprar aprender a tocar el piano, emocionarse con las composiciones de Liszt, escuchar los grandes músicos de la historia, porque esto ya no es un bien de adquisición inmediata: para ello es necesario leer historias de la música, practicar la escucha activa, ir a clases para advertir elementos importantes de la audición...

Esto, precisamente, es lo que interesa al consumismo: crear sujetos que tengan una relación inmediata con la emoción a través de los artículos que compren. Eliminar el esfuerzo que supone alcanzar los valores más altos.

¿Te he convencido?

Ahora pueden pasar dos cosas. Que no creas en este programa personal o que veas la vida como yo estando enfermo. Si no la ves así, no puedo ofrecerte más argumentos. Se trata de una especie de verdad profunda que está en tu corazón, como una llama inexplicable: ves o no ves la luz; si la ves, seguiremos juntos este camino. Si no la ves, debes seguir a tu propio corazón. ¿Quién de los dos tiene razón, si aquí nos separamos? Creo que ambos, porque cada uno de nosotros ha sido fiel a sí mismo.

> Si sigues conmigo, el objetivo es crear un alma mejor, noble, que aproveche las circunstancias de la vida y la enfermedad, para crecer.

Empiezo la tercera parte de este libro partiendo de la certeza de que no vamos a abandonarnos, a resignarnos, ni a tirar la toalla. Sabemos que la enfermedad está presente, a diario, que no podemos librarnos de ella pero tampoco queremos renunciar a seguir siendo seres humanos libres, completos y dispuestos a trabajar para llegar a desplegar nuestras capacidades. Ciertamente, no podemos evitar las limitaciones físicas, pero seguimos teniendo un alma que consideramos más importante y poderosa que el cuerpo. Así, envejecemos sabiendo que el tiempo nos hace un bien, aunque no en el ámbito físico, pues perdemos capacidades, pero ganamos y mejoramos internamente. Para este progreso personal utilizamos diversas vías posibles; seguro que hay más, y sin duda podrían titularse de una manera diferente, pero la esencia, el sentido, no variaría mucho. Para no alejarnos del símil del cuerpo, es como si te dijera «crea el mejor plan posible para tener una buena salud», y añadiera «aunque estoy convencida de que no lo lograrás sin incluir algunos elementos básicos como un peso saludable, no fumar, hacer ejercicio moderado y dormir las horas necesarias». Por mucha inventiva que tuvieras, no podrías hacer un buen plan de salud sin dormir las horas necesarias, y si hicieras un plan con cinco horas diarias de yoga y dos paquetes de cigarrillos, está claro que no lograrías el objetivo de hacer, verdaderamente, un buen plan de salud. En este libro ocurre lo mismo: tenemos los ingredientes indispensables que no pueden saltarse. Los hemos dividido en diferentes líneas de trabajo: autoconocimiento, madurez personal, ética, obtención de objetivos, disfrutar, cultura y amor, porque conceptualmente es una buena herramienta, pero en la realidad, en la vida, en tu yo, están unidos de manera indiferenciable, son indisociables. Recuerda cuando en la escuela cursabas por separado las asignaturas de literatura, historia y arte como si se tratara de materias distintas… Todo se produce en un espacio y un tiempo determinados, cada autor literario está contextualizado en el momento histórico en que vive, y lo mismo puede decirse de cada movimiento artístico, así que en realidad nos limitamos a separar conceptualmente lo que en la vida se da de un modo simultáneo. Así, también, nuestras líneas de trabajo se solapan y confunden porque son fluidos continuos de un solo yo, de una sola forma de ser coherente y unificada.

Alguien puede insistir: «Bien, sí, de una forma de ser, de una forma de ser de las muchas posibles». Como he dicho ya, creo firmemente que no, que puede haber variaciones, idiosincrasias personales, más líneas que estas, pero hay aspectos que son imprescindibles. Si no trabajas la ética, si no eres buena persona, si no eres alguien maduro, si no te conoces… no estás cuidando la salud de tu alma… y entonces, para decirlo con otras palabras, claras y directas: no estás aprovechando el don de vivir. El maravilloso don de vivir, tan misterioso e improbable, ¿has pensado en ello? *Lo raro es vivir*, decía Martín Gaite, y tenía razón. Es increíble que, de las millones de posibilidades, fueras a nacer precisamente tú, con tus singularidades y consciencia, con tu ADN, tan parecido y tan diferente a los once millones de personas que hay en la tierra. De hecho lo cierto es que, incluso si mañana desaparecieras hubiera valido la pena la experiencia de vivir.

Retomemos el hilo. Todo sistema parte de una primera premisa indiscutible. La de este libro es que la cuestión no es evitar enfermar (nadie puede evitarlo), ni tener la obligación de curarnos (nadie puede asumir esta responsabilidad). De hecho, a nadie se le puede exigir que tenga más o menos suerte en la vida, que progrese o no económicamente, que triunfe en su profesión, etc. Aun así, lo que no podemos saltarnos, nuestra única verdadera obligación, nuestra única misión vital es intentar mejorar al máximo nuestra calidad humana, también y cómo no, en pruebas tan duras como la de una enfermedad incurable.

Bien, y ahora te revelaré un secreto, un secreto muy importante. ¿Preparado? He repetido varias veces que recorreremos este camino para entregar un alma más elevada a la hora de partir, este es el verdadero destino de ser personas. Pues bien, la verdad es que también es la única manera de ser verdaderamente felices. ¿No me crees? Pondré un ejemplo ilustrativo. Imagínate, algo bastante probable, que tienes una madre a la que quieres mucho y está vieja y enferma. ¿Cuál crees que es la única manera de vivir bien su muerte? Cuidándola hasta los últimos momentos. Quizá muchas personas cínicas, utilitaristas, egoístas o desaprensivas te verán y dirán: «Mira la tonta (o el tonto) como cuida a su madre, cómo se esclaviza y entrega su tiempo y sus recursos a alguien que no es él mismo». Sin embargo, quien se responsabiliza está de veras tranquilo y satisfecho consigo mismo, acepta con tranquilidad la muerte de su madre porque no hay mayor felicidad que la consciencia tranquila de haber cuidado a un ser querido durante su enfermedad y fallecimiento.

Y un secreto más: es el único antídoto real contra la muerte. Llegar a la muerte no es lamentar no haber pasado más buenos momentos, haber invertido mejor tu dinero, haber conseguido más entradas en la primera fila de los mejores saraos o las mejores mesas en un restaurante. Es haberse acercado, poco o mucho, a la persona que uno soñaba llegar a ser. Haber tenido un propósito, una vocación, haber desarrollado las propias capacidades, haber amado, haber hecho el bien siempre que haya sido posible. El resto son solo anécdotas.

¿Cómo es esta alma noble que vive en un cuerpo enfermo?

Para mí, si bien creo que hay muchas otras respuestas posibles, es alguien que se conoce, que comprende, que ve la realidad —de sí mismo y del mundo—, que ama, que tiene una relación intensa con la cultura, que es ético y que consigue acercarse a lo que ama o que aprende a aceptar lo que no se puede cambiar siendo responsable de su cuidado personal.

Así que en el próximo apartado del libro trabajaremos el propio yo.

||||||||||||||||||||||||||||||||||||||||||||

TERCERA FASE

YO

||||||||||||

Introducción

Cuando digo «empezar por el yo» no me estoy refiriendo a un yo narcisista que va a empezar a cuidarse como nunca y que entiende el priorizarse como un ego desmesurado en el que todo lo ocupan sus necesidades y caprichos. Me refiero a un camino de esfuerzo, de trabajo, de concienciación para responsabilizarse de un yo que intenta mejorar y hacer de las experiencias una oportunidad para elevarse.

¿Qué podemos trabajar del propio yo?
- La madurez personal y el autoconocimiento.
- La ética y el amor.

¿Qué podemos trabajar del mundo? (Que trataremos en la próxima fase).
- La cultura.
- Acercarnos a lo que amamos.
- Aceptar estados.
- Disfrutar.

Que establezca esta división no significa que considere que el yo va por un lado y el mundo, por otro, pues en función de cómo me relacione con el mundo, con los demás, con mi entorno y, a la vez, en función de lo que sepa ver, comprender y aprender del mundo y los demás, creceré, mejoraré y me desarrollaré como persona.

La madurez personal

Recuerdo un libro, creo que era de Luis Rojas Marcos, que trataba sobre los problemas de pareja. Era un compendio casi enciclopédico de los diferentes retos a los que se puede enfrentar una relación de dos personas y qué debían hacer para solucionarlos: ¡no se dejaba ninguno! Problemas derivados de la ludopatía, del alcoholismo, de la falta de comunicación, enfados por culpa de los suegros… cada problema se abordaba con diferentes estrategias. Pero al llegar al apartado de la madurez personal, la sorpresa era mayúscula porque aparecía en el capítulo una sola frase en una inmensa página en blanco; simplemente: «No hay nada que hacer». Es decir, sin la base de cierta madurez personal no hay ningún terreno posible para edificar nada, para empezar a trabajarse uno mismo. Es como si en un curso de cerámica te encontraras una arcilla de mala calidad y el profesor te dijera: no hay nada que hacer, no soportará el torno, el horno, nada, no puedes construir nada porque esta arcilla no es buena.

La madurez significa convencerse de verdades fundamentales, como por ejemplo que no todo es posible (no volverás a estar nunca completamente sano, o tal vez sí pero tendrás que someterte a continuas revisiones). Como he señalado ya en páginas anteriores, vivimos en una sociedad con un falso triunfalismo constante. No siempre es posible lograr lo que uno quiere, aunque se ponga todo el empeño en ello. Entender, aceptar y aprender a asumir que algunas cosas nunca volverán a ser como antes es tener bien puestos los pies en el suelo. No, ya no seré bailarina clásica, dejé de poder serlo en el momento en que opté por una carrera científica en lugar de dedicarme por entero a la danza. Y no, ya no volveré a… no lo sé, ya lo descubriré. Solo sé que hoy estoy donde estoy y que la madurez también significa sacar el máximo partido a la realidad, sea esta la que sea.

Una persona inmadura es alguien que necesita la aprobación de los demás, o ser el constante centro de atención de todas las situaciones, y para lograrlo es capaz de usar las técnicas más manipuladoras, como el llanto o la apatía. Es alguien que vive pendiente del qué dirán, que dramatiza nimiedades, que no tiene constancia en nada, cuya voluntad es caprichosa, sus sentimientos volátiles, que solo se interesa y se fascina por sí mismo, que no extrae ninguna lección de la adversidad, que no puede disfrutar de su presente, que no soporta la soledad, que es incapaz de modificar sus pensamientos y sanar sus emociones, que no sabe otorgar a cada cosa su justo valor, que no puede racionalizar una situación de manera ecuánime y analítica, que carece de un proyecto abierto de futuro, que no tiene ni idea de quién es, de lo que siente, de lo que quiere, que se muestra como un personaje y que ser él mismo le suena a chino porque no hay un yo mismo al que acudir.

La madurez personal es absolutamente indispensable para todo lo que te propongas: para vivir y mejorar desde la enfermedad, pero también para llevar a cabo proyectos personales importantes como dejar de fumar, mantener relaciones sólidas y profundas, ser un buen padre o una buena madre, comportarse como un buen compañero de trabajo… En efecto, es posible que antes tuvieras algunos amigos que no fueran maduros ni responsables y hayan dejado de lado a un amigo enfermo porque están muy ocupados. Pero no olvides algo fundamental: son ellos quienes se han dañado el alma, tú eras solo su oportunidad para crecer y mejorar, una oportunidad que han desaprovechado. Pobres, son inmaduros. Tú ahora tienes que concentrarte en que su distancia no suponga ni tristeza, ni rencor, ni odio ni ningún sentimiento bajo e invalidante. Que sean felices y que la vida les dé otras oportunidades de mejorar y madurar aunque hayan desperdiciado la que tú les ofrecías.

Por supuesto, nuestra actitud vital es determinante. Nuestra libertad y responsabilidad empieza y acaba con nuestro modo de responder a las circunstancias que nos ha tocado vivir.

Si no te conoces no puedes vivir, es como si no supieras si por el camino de la vida vas a caballo, en patinete o en coche. Imagínatelo: tal vez irías por la acera y atropellarías a alguien, tal vez irías campo a través y destrozarías el vehículo… Si yo tengo hipertensión arterial pulmonar, tengo que vivir cerca de un hospital. Me encantaría perderme este verano en Sri Lanka, pero, como conozco mi enfermedad, sé que no puedo hacerlo.

- Alguien inmaduro es alguien irremediablemente irresponsable. Ser responsable es ser capaz de hacerse cargo. Yo no puedo beber ni fumar, ni aumentar de peso y tampoco comer con mucha sal. Imagínate que estuviera tan enfadada con la vida que hiciera lo que menos me conviene, incluyendo todo lo que ya no hacía antes de la enfermedad.

- No ver la realidad. Es la cualidad de la prudencia, de la que hablaremos más adelante en las cualidades éticas. Ya he apuntado que los diferentes caminos de autorrealización se unen y confunden. Creer que, si me quedo embarazada, los ángeles o los médicos del más allá que he mencionado antes van a protegerme es no ver la realidad. Si hay un más allá, en el que yo creo, también creo que solo te ayuda si te ayudas a ti mismo. «Ayúdate, pues ayudado serás», repiten una y otra vez desde su misterio. Las personas maduras no viven en un mundo de fantasía, no se refugian en un lugar de ensueño sin dificultades y en el que son los dioses de un mundo ideal.

- En la persona inmadura, la impasibilidad y la intolerancia a la frustración se disparan. Con la enfermedad y el canto al carpe diem, al «porque yo lo valgo» y el «un día es un día», podemos volvernos más irreflexivos e impulsivos que nunca y convertir cualquier nimiedad en la catedral de la decepción. Cuidado, todo se acentúa y las malas tendencias naturales se disparan. Cuidado también con el abatimiento: enfermedad significa cansancio, escasez de energía, parece que nos tranquilicemos y estemos dóciles, pero cuando nos encontramos mejor se disparan todos estos fallos del carácter, que son reflejos de la inmadurez.

- Una persona madura tiene un proyecto de vida. Uno tiene ya sus vocaciones, sus talentos localizados, sus capacidades detectadas y un tipo de vida que le gustaría llevar a cabo. Si tienes un proyecto de vida diseñado, si eres compositor musical, cuando tienes un buen día lo aprovechas para proseguir y anotar la melodía de tu nueva canción. Por supuesto que la enfermedad pone la vida en suspenso, es evidente que todo queda sujeto a ese enorme «qué pasará», pero sigues siendo tú mientras sea posible. Evidentemente, si eras boxeador y tienes un tumor en la cabeza abandonas ese proyecto vital, pero te inventas otro nuevo que puede tener mucha relación con quién eras y sigues siendo. Continuando con el ejemplo del boxeador, tal vez este pueda abrir un blog de boxeo con algunas de las cosas más importantes que ha aprendido. Sigues teniendo una misión, un quehacer, un lugar donde te proyectas y en el que eres tú mismo.

- Amar a personas no intercambiables. La persona inmadura busca utilitariamente a personas que cubran sus necesidades y le suministren servicios. Amamos maduramente cuando la persona amada no es intercambiable; en cambio, cuando nos tratamos como un coche viejo o, lo que es peor, como un coche averiado, construimos un mundo sin alma, en el que nos volvemos capaces de abandonarnos cuando más nos necesitamos. Lo deseable es aprender a amar a las personas incondicionalmente, como un fin en ellas mismas; no como un medio para nuestra satisfacción o entretenimiento, sino porque celebramos su existencia.

- Las personas maduras tienen voluntad. Se esfuerzan, intentan sobreponerse a las condiciones adversas, pelean por todo aquello en lo que creen. Dan a la enfermedad lo que es de la enfermedad, pero no más de lo que obligatoriamente les arranca.

- Intentan ser buenas personas, o lo que es lo mismo: tienen criterios morales y éticos. Son capaces de ver más allá del propio beneficio, son empáticas, procuran por los demás, intentan beneficiarlos. No usan su poder y libertad para dañar a nadie.

- Intentan, ante un dolor, el que sea, no añadir sufrimiento al dolor. El ejemplo sería que una cosa es cortarse y herirse y otra, muy diferente, es cortarse y ensuciarse la herida abierta con las manos para añadir al corte una infección. Es algo que hemos trabajado en la primera fase y que ahora es el momento de consolidar.

- Saben diferenciar entre los problemas y las dificultades.

Una cosa son los problemas y otra las dificultades. El problema es la X (llámese cáncer, artrosis, insuficiencia cardíaca, insuficiencia renal) y otra cosa, muy distinta, las dificultades, pues estas últimas varían. Padecer un cáncer es un problema, menor o mayor en función de la fase en que se encuentre. Las dificultades son que te cuesta levantarte, que te duelen las piernas, que sientes intensos picores, que te duele la cabeza... Mi problema se llama hipertensión arterial pulmonar, es un problema fijo e inmutable. Mis dificultades son muchas pero variables y por tanto no las puedo dar como constantes: a veces tengo dolor de cabeza, pero no vivo con una cefalea constante; a veces tengo enrojecimiento de la piel, pero no siempre. Sé distinguir lo constante de lo mutable. Porque si no lo hago podría decirte cosas tremendas y falsas como «vivir con esta enfermedad es terrible; constantes dolores de cabeza, cansancio, gastroenteritis, nerviosismo y depresión...» y eso no es cierto. Hay días que casi me olvido de que estoy enferma (bastantes), mi energía es bestial y siento, como antes, que me comería el mundo. Yo no soy mi enfermedad, tendrá que luchar para apoderarse de cada centímetro de mí, pero no le entrego nada que no conquiste ella por sí misma, y de lo que puedes estar seguro es de que no la convoco cuando se ausenta. Gracias a ello puedo saber siempre cómo me encuentro realmente y no cómo se supone que debo encontrarme. Sí, todo esto se menciona ya en la primera fase, pero ahora toca fijarlo bien y no repetirlo más.

Lamentaciones, tristezas, sensación de impotencia, amargura y mil cosas más no son la enfermedad propiamente dicha, sino el modo en que la vives. La enfermedad viene sola; el sufrimiento lo pones tú.

Bien podrías decirme: «A ver, tengo una enfermedad incurable, incapacitante, degenerativa... ¿cómo que el sufrimiento lo pongo yo? ¡Esta enfermedad viene con un sufrimiento inevitable! Estoy harto de tener que sonreírle a la vida cuando la vida hace tanto daño. Odio este optimismo estúpido que me dice que vea el lado bueno de las cosas, cuando las cosas se están pudriendo ante mis propios ojos». Tendrás toda la razón del mundo. Siempre recuerdo una escena genial del grupo humorista inglés Monty Phyton: estaban todos crucificados, ante un futuro aterrador, y cantaban: «Siempre puedes ver el lado bueno de las cosas» y silbaban. Es delirante tener que sonreírle a la vida incluso cuando te están lapidando.

Sin embargo, y según las propias palabras de los médicos, hay enfermedades graves, muy graves y extremadamente graves. Yo tengo una de estas últimas, y además soy uno de los casos que revisten más gravedad que los doctores hayan visto. La inmensa mayoría de personas con mi condición sufren depresión y ansiedad. Como he comentado ya, en cuanto te diagnostican esta enfermedad te mandan al psiquiatra y al psicólogo porque es una enfermedad muy dura —(vas quedándote sin aire, es debilitante, de muy difícil manejo…). No pretendo competir ni hacer un listado comparativo de las peores enfermedades, ¡solo faltaría!, pero lo que quiero decirte es que es posible vivir bien incluso con una enfermedad dura como la mía, y que vale la pena descubrirlo. Tienes oportunidades hacia ti mismo, saber quién eres y ofrecerte la mejor vía posible en tus circunstancias. Creo que esta es tu misión vital al margen de la enfermedad.

Una persona madura sabe que hay muchos tipos de felicidad. Y la más importante, siempre, es la felicidad posible. Hay un tipo de felicidad que conozco muy bien, que es la de tener veinte años y salir del agua con una tabla de surf, bronceada y llevar la vida de una atleta. Pero la felicidad de estar en casa este invierno con el hogar encendido y ver las últimas luces del cielo al atardecer junto a un buen libro también es una felicidad tan grande como esa, y para mí más importante, porque la primera es un recuerdo ahora inasumible y la segunda es mi felicidad posible. Entre añorar un imposible y vivir la felicidad que existe, me quedo con lo último.

Elementos concretos para pensar la madurez personal y el autoconocimiento

Vamos a reflexionar sobre algunas de las características que posee una persona madura. Este aspecto se relaciona y se entrecruza con el autoconocimiento. Una persona madura se conoce tan bien como le es posible, no tan solo para saberse e identificarse, sino porque si no sabe quién es no puede mejorar; solo podemos cambiar si identificamos la realidad.

Esta parte trata sobre inspeccionarte. Un símil fácil. Piensa, por ejemplo, en cómo sería tu autoconocimiento como conductor: ¿frenas ante las señales de stop?, ¿circulas a menor velocidad por núcleos urbanos?, ¿adelantas por la derecha?, ¿respetas la distancia de seguridad...?, o en cambio, ¿te muestras agresivo y competitivo? Aquí ya no se trata solo de tu autoconocimiento como enfermo, sino sobre todo como persona. Somos personas como todas las demás y con los mismos derechos, que queremos gozar de la vida aunque no podemos olvidarnos de la enfermedad, así que desde la dignidad de ser seres humanos completos, vamos a analizar aspectos importantes de nuestro yo.

¿Te animas a contestar estas preguntas sobre ti mismo?

- ¿En qué destacas y en qué muestras limitaciones?
- ¿Puedes gozar de lo pequeño y lo grande que hay en tu vida?
- ¿Sabes diferenciar las cosas sin importancia de aquellas que son esenciales?
- ¿Sabes priorizarte?
- ¿Puedes defender tus derechos básicos?

Hay muchas respuestas correctas... Expondré a continuación cómo lo veo yo.

¿En qué destacas y en qué muestras limitaciones?

La pregunta es fácil, qué se te da bien y qué puedes seguir haciendo. No se trata de que recuerdes que se te daba muy bien conducir y que ahora ya no puedes hacerlo.

No se trata solo de hacer una lista de aficiones, sino de posibilidades que dan sentido a la vida.

Una de las cosas que más sentido darían a mi vida es poder ayudar a personas que no estén diagnosticadas de mi enfermedad y sin embargo la padecen. Dar a conocer los síntomas y decir a tantas personas como sea posible: si te desmayas y te falta el aire, cuidado, puedes padecer HAP. Ayudar a todo tipo de personas que estén enfermas mediante una visión de la vida racionalmente positiva y ética. Contribuir a prevenir dolores físicos y fortalecer el cuerpo.

Me gustaría también ofrecer un método racional, basado en mi formación científica, lleno de esperanza, de futuro, de convicciones y espiritualidad, pero que fuera para todos. Una espiritualidad basada en el trabajo del propio yo mucho más que en una idea, convicción o fantasía.

Expresando todo esto estoy revelándome a mí misma mis capacidades: sé comunicarme, sé pensar un sistema, sé experimentar y probar las cosas que mejor me van, sé relajarme, sé estar bien conmigo misma... esta es otra de las claves del arte de vivir:

> **Tener buenas relaciones con uno mismo.**

¿En qué no destaco o soy directamente mala? No sé hacer aplicaciones, no sé programar, necesito a alguien que haga mi página web... y mil millones más de cosas.

Si no me conociera, podría obsesionarme en hacerme yo misma mi página web, invertir dos años en un curso, y como no tengo facilidad, acabar haciendo una mediocre o mala.

En cambio, crear este libro, desarrollar sus ideas en fases y presentar un método honesto para vivir la enfermedad desde el punto más alto de la existencia me parece posible.

Ejercicio

Detecta en qué destacas y pregúntate si quieres desarrollarte a partir de ahí. Descubrir tus vocaciones es relativamente fácil, es aquello que haces cuando nadie te ve, de manera natural, sin que sea una obligación y que te resulta especialmente fácil y gratificante.

¿Ves y disfrutas tanto de lo grande como de lo pequeño que hay en tu vida?

Lo malo ya viene solo y sin ser convocado. Así que abre las antenas para detectar, celebrar y agradecer todo lo bueno que hay en tu vida. Es importante que lo hagas primero porque es verdad y es justo: tu vida está llena de grandes y pequeñas cosas positivas. Ser maduro consiste en saber verlas, detectarlas e impulsarlas.

Porque ser maduro es jugar a favor de uno mismo, sin autoengañarse, sin hacer positivas las cosas que no lo son, incluso sin hacer más positivas de la cuenta las cosas que son simplemente positivas.

No se trata de hacer una lista, sino de adoptar una actitud. Si puedes dar un paseo por el campo, ¡aprovéchalo! Concéntrate en la luz del sol, en la brisa, en las vistas, las flores, un riachuelo... Mira, observa, sal de ti mismo, ahora el entorno te llama y tú lo colmas de atenciones. Si sigues en ti, y mientras estás paseando por el campo lo que haces en realidad es dar vueltas a un asunto sin solución, te pierdes el momento. Ya sabes que la vida está hecha también de momentos, mantén los ojos abiertos para saborearlos.

Todo el mundo sabe identificar y celebrar los grandes acontecimientos, pero a veces vivimos como insignificantes aquellos que no lo son, incluso no sabemos verlos siquiera. Ahora mismo son las diez de la mañana, he hecho una sesión suave de ejercicios, me he tomado un desayuno nutritivo, he puesto un disco de Thomas Campion, un compositor que nació en el 1567. He cogido de la biblioteca un libro sobre historia de la música clásica que incorpora la música en streaming en internet, me maravilla —lo detecto y me deleito— con la oportunidad de escuchar prácticamente toda la música existente, de todas las épocas. El sol empieza a calentar la estancia en este día de noviembre, y un pájaro, un gorrión, se ha posado en el alfeizar de la ventana; lo miro con detenimiento porque sé que pronto, a la mínima que advierta mi presencia, alzará el vuelo. Es una maravilla. Este mismo paisaje íntimo, discreto, cotidiano y doméstico, si me hubiera levantado enfurruñada, enfadada conmigo y con el mundo, no podría verlo, quedaría invisible y yo, totalmente impermeable a él. A esto es a lo que me refiero: a ver, a mirar, a percibir todo lo que nos rodea, lo pequeño e indispensable que hay en nuestra vida. Piensa en ello, mira el mundo y lo que te rodea con ojos de niño asombrado, y el mundo entonces te regalará todos sus prodigios.

¿Diferencias lo importante de lo que no lo es?

Seguro que has oído una historia que a mí me gusta mucho. ¿Cómo colocar piedras, arena y agua en una jarra? Las piedras son los temas verdaderamente necesarios y básicos, la arena son temas importantillos pero no esenciales y el agua es todo lo demás. Si llenas la jarra de arena ya no hay sitio para nada más. La solución es seguir el siguiente procedimiento: la jarra se llena primero con piedras, a continuación colocas delicadamente la arena, que irá ocupando todos los espacios libres entre ellas, y finalmente el agua, que la arena absorberá.

En la vida, en nuestra vida, recomiendo hacer lo mismo. Un ejemplo posible de mis piedras, mi arena y mi agua:

Piedras:

- Cuidarme con la enfermedad (descansar cuando sea necesario, hacer ejercicio, seguir una buena alimentación...)
- Estar con las personas que quiero
- Llevar a cabo mis principales objetivos vitales, como escribir este libro

Arena:

- Tener tiempo para salir
- Estudiar piano e inglés
- Viajar a los lugares que mi enfermedad me permita

Agua:

- Todo lo demás

Puedes hacer ahora tú mismo este ejercicio. Establece las piedras, la arena y el agua de tu vida.

Piedras	Arena	Agua

Es importante porque de este modo localizas tus prioridades.

¿Te colocas en el centro y en la periferia de tu vida?

Es muy diferente situarte en el centro y la periferia de tu vida que vivir centrado en ti. Vivir centrado en ti significa vivir en el mejor sitio posible para hacer frente a la vida. Algo sin duda muy positivo, porque es el único lugar donde puedes ver, decidir y asimilar lo que te ocurre.

En cambio, situarse en el centro y en la periferia de la propia vida es vivir lleno de ti, tú mismo lo llenas todo, lo saturas todo. No puedes ver más allá de ti mismo. Por tanto: no, no te coloques en todos los lugares del mundo.

Si vas de vacaciones a un lugar turístico, verás miles de personas haciéndose selfis frente a edificios o lugares emblemáticos. En el fondo viajan para ir a su propio encuentro, no paran de verse, de visitarse a sí mismos con diferentes decorados. Se visitan. Visitan «yo y el cuadro de la Mona Lisa», «yo y el Coliseo de Roma», «yo y el Big Ben de Londres». En cambio, saber mirar, ver el momento, descubrir la historia de estos espacios, lugares u obras artísticas es no estar lleno de uno mismo. Debemos apartarnos para ver el mundo detrás de nuestras cabezas que todo lo tapan.

> No rellenes el universo de ti mismo,
> a ti ya te tienes; partes de ti para poder ver a
> los demás.

Alguien maduro no está concentrado y reconcentrado en sí mismo continuamente.

Y lo más importante: ser maduro también es perdonarse a uno mismo cuando no se es maduro. Ser maduro es aceptar que no se es perfecto, que nunca se es verdaderamente maduro.

Yo he caído en cada uno de los errores de falta de madurez que he mencionado. En todos, es parte del proceso.

Cuando me colocaron el catéter yo era una mujer preocupada por mi imagen, por mi cuerpo, por mi aspecto (cómo ahora, me gusta cuidarme y verme bien y no me avergüenzo de ello, aunque con la enfermedad valoro aún más la calidad humana de las personas que su aspecto). El caso es que al salir del quirófano, mirarme la barriga y ver un tubo de plástico blanco, me desmayé de la angustia. Además, cogí una infección que me mantuvo tres días a cuarenta de fiebre y el antibiótico intravenoso terminó quemándome las venas. En ese estado de ansiedad, vino a verme la psicóloga del hospital para hacerme un cuestionario sobre el ingreso al protocolo del doble trasplante de pulmones y corazón. No estaba preparada, escogió nefastamente el momento de dirigirse a mí en uno de los peores momentos de mi vida. Chillé y la insulté hasta el punto de que casi tuvieron que darme tranquilizantes. No estoy orgullosa, pero me comprendo y me perdono por ello.

Y ahora hagamos un pequeño repaso:

¿En qué destacas y en qué muestras limitaciones? Qué se te da bien, qué es aquello que haces cuando no tienes que hacer nada, aquello que es verdaderamente vocacional. Yo he redescubierto la escritura, la música y la pintura. Pasiones olvidadas que ahora he podido recuperar y disfrutar más que nunca debido a mi enfermedad.

Hay una cosa que tal vez te suene incoherente. Advertirás que en el siguiente apartado abordaré cómo conseguir aquello que queremos; en cierto modo, es como violentar el mundo para que nos dé lo que perseguimos. Siempre me refiero, claro está, a algo ético y necesario para este crecimiento en donde pongo parte importante del sentido de la vida, otra parte de mí dice claramente que el sentido de la vida no es otro que vivir, aquí y ahora. Así también, aparte de los objetivos, me parece importantísimo jugar, perder la noción del tiempo, entregarse a la vivencia sin otro objetivo que el ser plenamente en aquello que nos arrebata completamente la atención y nos llena de entusiasmo. Me encanta la palabra *play* utilizada en inglés para tocar un instrumento, *play the guitar*; creo que tendríamos que usarlo para todo. Jugar la guitarra, jugar la pintura, jugar la escritura.

¿Puedes gozar de lo pequeño y lo grande que hay en tu vida? Así como los ciegos agudizan el resto de sus sentidos, también una enfermedad despierta la conciencia de que el «*tempus fugit*». Por ello, es importante estar receptivo y despierto ante todo aquello bueno, grande y pequeño que se halle en tu camino. Pequeño como el olor del café recién hecho o grande como unos resultados buenos en una revisión.

¿Sabes distinguir las cosas sin importancia de aquellas que son esenciales? En nuestro caso es claro. La enfermedad y el bienestar son fundamentales, mientras que cosas que nos preocupaban antes de la enfermedad, como qué pensarán de mí, tonterías de protagonismos, dimes y diretes, competencias absurdas en el mundo laboral, dejan ahora de ser representativas. No permitamos que las nimiedades ocupen un lugar destacado en nuestra vida. Centrémonos en lo que importa, no tenemos ni el tiempo ni la energía para nada más.

¿Sabes priorizarte? Priorizarte, sí; pero no convertirte en un «mal enfermo», tiránico, quejoso, insensible a las necesidades de los demás. Precisamente ahora tenemos que ser más considerados y generosos que nunca, pues necesitamos más de la cuenta la consideración y la generosidad de los demás.

¿Puedes defender tus derechos básicos? Hay cosas que no pueden ser. Es fácil saberlo, lo que se te pone mal en el cuerpo. Así de claro, así de simple. Yo me di cuenta de que en el hospital recibía algunas visitas de compromiso que no me dejaban dormir, y sentía la obligación de estar ocurrente, despierta y agradecida. Aprendí a decir no, no pueden venir porque necesito descansar.

¿Sabes priorizarte y defender tus derechos básicos?

La madurez y el autoconocimiento no es una regla fija. Si en el apartado anterior explicaba que ponerse en primer y único término es no ver más allá de uno mismo, en este apartado recomiendo no delegarse, no hacer invisible para uno mismo las propias necesidades. ¿Cómo quedamos? Lo siento, esto no es una tertulia televisiva, agresiva, en la que se dice una frase contundente y el público aplaude y todos nos quedamos tan contentos porque nos ha sonado a verdad única, infalible, y al pan, pan y al vino, vino. Tú eres un teclado, un maravilloso piano, con sus ochenta y ocho notas, no hay una nota incorrecta, lo importante es hacer sonar la que debe sonar en el momento oportuno y durante el tiempo necesario. A veces la nota es una blanca, un do sostenido y, otras, una semifusa en bemol, se trata de poner la nota correcta, en el momento oportuno, durante el tiempo establecido y la intensidad necesaria. A veces es la valentía, otras el coraje, otras el enfado, otras el silencio... No tenemos ochenta y ocho virtudes o actitudes, tenemos seguramente más y no hay ninguna incorrecta, lo que importa es cuál, dónde, cuándo y por qué.

Tener un mapa claro y diáfano de tus necesidades físicas, espirituales o personales, entre otras significa tener claras tus necesidades de tiempo para recuperarte. Yo necesito tiempo para dormir, necesito alimentación muy sana, natural, biológica, con buenos nutrientes (necesidad de distribuir parte importante del presupuesto, tiempo o medios para la compra y cocinar), necesito ejercicio físico al aire libre (una hora diaria como caminar o hacer una sesion de pilates y TRX). También necesito ser muy ordenada con mi entorno. Anímicamente necesito actividades creativas, culturales y profundas. Leer, pintar, aprender música, estudiar idiomas y seguir practicando mi ejercicio... Afectivamente necesito relaciones sanas, profundas, generosas y auténticas.

Todo lo que reivindico y necesito es también todo lo que creo que puedo dar, y darme. Y dejo para el final lo más importante: necesito darme, dócilmente y siempre que así lo requiera el cuerpo y la enfermedad, todos los tiempos suspendidos en los que hay ingresos hospitalarios, convalecencias: enfermedad pura y dura. Entonces debo entregarme a ello como un oso se entrega a tener que hibernar aunque desee desesperadamente jugar con la nieve.

Ejercicio:

Enumera tus necesidades físicas, anímicas y afectivas. Todo aquello que anotes es todo lo que deberás defender con dientes y uñas. Son los aspectos que tendrás que defender con un tranquilo, indudable y efectivo NO.

Decir no

Nunca es fácil decir no, y aún es más difícil cuando se está enfermo. Tienes ganas de complacer, de estar ahí, de que cuenten contigo; existe el temor soterrado de que un «no» signifique que no se produzca una nueva invitación… y el tiempo se dilata. Permitirse decir no, que es maravilloso si se tiene un proyecto personal, puede ser terrible cuando se espera una llamada, una atención… Sin embargo, si has hecho como yo un buen mapa de tus necesidades físicas, anímicas y afectivas, te darás cuenta de que te necesitas, y mucho, a ti mismo, a tus atenciones, a tus tiempos, que vivir la vida en cierta forma elevada y bien organizada no es algo ni que se improvise ni que se pueda hacer una vez por semana. De hecho, ocurre algo muy importante, y eso ocurre con todo. Te desafío a lo siguiente:

Mira durante un año buenas películas, alabadas por la crítica, premiadas, películas que te hagan pensar, que hagan que te emociones profundamente; en definitiva, buen cine. LAs hay de todos los géneros y en todas las épocas, pero aliméntate durante un año solo de buenas películas, películas con un mínimo de tres o cuatro estrellas. Y después de un año, atrévete a mirar una película mala, pero mala con ganas, de serie B o de acción, que sea una verdadera chorrada —hay películas de acción de calidad— y explícame qué te ocurre. Seguramente me contarás que al ver una mala película te has aburrido, que no te asombraba nada, que te resultaba poco interesante, y tal vez te sorprenda porque, cuando no eras tan selectivo, te las tragabas sin tanto miramiento.

Con el mapa de tus necesidades claro, ocurre lo mismo: has establecido una serie de directrices de necesidades reales y de experiencias vitales de alta calidad existencial. Si te mantienes fiel a esta dieta vital elevada, la comida basura no solo no te apetece, sino que te sienta peor. Así que, para hacer el cambio a una vida mejor, necesitas necesariamente aprender a decir no. Un no que actúe como un filtro para dejar pasar las personas, cosas y actividades buenas, seleccionadas y que necesitas. Insisto, no me refiero a un ego ultradilatado ensimismado en su propio ombligo que se pregunta a cada momento qué me apetece ahora, estoy enfermo y me voy a consentir hasta lo indecible. Me refiero a alguien que escoge deliberadamente una vida de alta calidad existencial y esto significa muchas veces dar, empatizar, estar ahí, no fallar, cuidar a las personas que quieres y que se lo merecen. Y recuerda siempre que, por mucho que señalemos un ideal, es más orientador que real. También habrás advertido que me he adelantado y ya he dado una pincelada sobre la importancia de la cultura; como ya he apuntado, en este libro las divisiones son metodológicas y no tratan de diseccionar la realidad, tan maravillosamente confusa y mestiza.

«Decir no» es aplicar una fórmula sencilla: ser franco, directo, sin explicaciones y sin herir. Sincero significa no fingir.

Recuerdo una historia de dos amigas mías, María y Carmen, que vivían en lugares distintos y no se veían a menudo. Antes de su encuentro, hablé con María y me contó que le daba una pereza tremenda quedar con Carmen, pero que a la pobre le hacía tanta ilusión que no podía negarse; unos meses más tarde, hablando con Carmen, me comentaba su cita con María y lo poco que le había apetecido verla, pero que cualquiera la esquivaba, con la ilusión con que la pobre esperaba el encuentro. Ninguna deseaba verse y ninguna se atrevió a decírselo a la otra.

Por amor, no por tristeza ni por la nueva soledad debemos darnos una vida buena, escogida y radiante que podamos proteger sin aspavientos ni torpezas.

Sincero significa sin ambigüedades, como por ejemplo:

«Preferiría que no vinieras directamente a mi casa, sino que me llamaras antes para ver si puedo o no quedar. Me sabe mal tenértelo que decir así, pero si te presentas ante la puerta tengo que suspender lo que tenía previsto».

Es difícil, lo sé, pero no vamos a permitir que asocien persona enferma a persona esperando visitas. Nos planificamos, como cualquier otra persona, con nuestras prioridades, objetivos y necesidades, y queremos relaciones respetuosas, generosas y positivas. Si a una persona generosa y atenta a tus necesidades le dices algo así se disculpará de inmediato; si se ofende o te acusa de ser una persona difícil, diciendo cosas injustas como «ni que fueras un conde, que necesita que le pidan audiencia», entonces es que estás ante una persona tosca, desconsiderada, poco empática y delicada, y mi consejo es que te alejes de ella o la dosifiques. La próxima vez que llame a la puerta, abres y dices: «lo siento, no me va bien porque me marcho en un rato y aún tengo que cambiarme».

Como insinué en otro apartado, también es muy importante detectar cómo te sientes después de estar con alguien o después de haber hecho una determinada actividad. Si no te encuentras bien, positivo, sereno, si te sientes como abrumado, lleno de una densidad extraña, cargado, sinceramente, no vale la pena. Escúchate, es algo muy claro, muy vital porque el cuerpo te habla, y en este sentido has de respetarte, escucharte y acatarte. Si no lo haces no solo perderás la capacidad de decirte cosas a ti mismo —si no nos escuchamos llega un momento que ya no sabemos decirnos nada—, sino que puedes enfermar por autodominio feroz. He visto a personas obligándose a ir a trabajos donde sufrían acoso hasta que fueron ingresados por ataques de ansiedad. Forzar lo que queda claro que no quieres o no te va bien nunca es buena idea. Lo que solemos hacer es darnos buenas razones para socavar el cuerpo y sus reacciones directas, instintivas y verídicas. ¿No te ha ocurrido nunca? Después de un fracaso con alguien sientes que algo de ti ya te decía «esa persona no era buena, pero me comprometí a prestarle dinero, lo hice y nunca me lo devolvió». Es un ejemplo de negocios, relaciones, tratos ante los que algo de ti ya te advertía de que aquella persona no era trigo limpio, pero no te hiciste caso a ti mismo, elaboraste buenas razones a medida y fracasaste.

Esta intuición no es magia, en estas intuiciones tenemos un compendio de todo lo que sabemos de las personas y la vida, son toques de alarma que se disparan y que contienen mucho conocimiento concentrado; no es del todo racional en el sentido de que te ofrezcan unas razones incontrovertibles, pero funcionan.

Vino a verme a casa una amiga con un ramo de flores para decirme que se había portado mal conmigo durante mi estancia en el hospital y que había decidido ser una verdadera amiga y hacer las cosas mejor; prueba de ello es que quería acompañarme a la ciudad a desmontar y empaquetar todas las cosas de mi piso de Barcelona, pues con mi enfermedad me sería muy difícil hacerlo sola. Tardé poco en darme cuenta de que su intención no era ayudarme, sino pasar un fin de semana divertido en la ciudad, salir, quedar, tomar algo, conocer gente… No me hice caso a mí misma. Durante mi estancia en el hospital no la había echado de menos, no era alguien a quien considerara una gran amiga; no debí entrar en una relación que yo misma no me creía. Por suerte, conté con personas de mi confianza y verdadero aprecio para desalojar mi piso. Lo que pretendo decir es que su actitud no me sorprendió, algo de mí siempre supo que era una persona de impulsos, de poca regularidad en los afectos, y tanto o más importante, no teníamos un verdadero interés mutuo, pues ni a mí me interesaba su mundo ni ella el mío. Un error que no repetí, esquivé todas las oportunidades posteriores de verla porque no podríamos ofrecernos una verdadera amistad, y yo ya soy mayor y estoy demasiado enferma para todo aquello que no sea verdadero y profundo. No fue fácil, incluso tuve que luchar contra mí misma, pero vencí y conquisté mi presente.

En cada sección de este apartado dedicado al autoconocimiento y la madurez personal no pretendo aportar una solución definitiva, sino ofrecer, así sinceramente lo creo, elementos fundamentales en los que vale la pena pensar y tener un criterio y un posicionamiento personal respecto a ellos.

Por ejemplo, podrías decirme: Carolina, soy una persona organizada, positiva, dinámica, con planes, proyectos e ilusiones, pero me encanta tener la casa con las puertas abiertas, que mis amigos sean siempre bienvenidos, soy perfectamente capaz de abandonar una buena lectura y continuarla aún más alegre cuando se hayan marchado. ¡Bravo! Es una posición estupenda, madura y llena de autoconocimiento. No hay soluciones únicas, válidas. Es evidente que esta es una magnífica solución. Lo importante es estar de acuerdo en algunas cuestiones fundamentales, como que la posición «no quiero ver a nadie porque la gente no me quiere, solo vienen porque sienten lástima de mí» es una forma poco interesante de estar en el mundo, una forma llena de desconfianza, resentimiento y miedo, y esto no ayuda ni cura. De esto se trata: hay varias respuestas correctas y, por supuesto, siempre hay respuestas que son a todas luces incorrectas.

La fragilidad como intensificador de la existencia

No nos engañemos: estamos frágiles, inestables, llenos de temores y en estado de shock postraumático. Cada vez que me canso un poco más de la cuenta me asusto, aunque no tenga ninguna certeza de que se me haya disparado la enfermedad; pido que me entreguen el resultado de pruebas, a veces temo malas noticias. Además, te has quedado sin trabajo y, de entrada, sin planes de futuro laboral. Vives, claramente, la precariedad de la existencia. Parece que solo dispongamos de un delicado armazón de cristal con el que protegernos. Sé cuánto cuesta levantar una y otra vez la casa del yo en esta tierra de arenas movedizas que es la enfermedad. Pero ahí estamos, con renovadas energías, una y otra vez, aunque nos venza el agotamiento. Y lo hacemos por una sola razón: porque la única alternativa es hundirse. Y porque creemos que la vida aún es vida, es decir, un tiempo para aprender, ser, existir en plenitud, saborear, una vez y tantas veces como sea posible LA VIDA. Y la escribo en mayúsculas y la declino y la conjugo en todas sus maravillosas posibilidades... Una mirada, una caricia, un sabor, el mar, la luz del sol entre los árboles, pájaros al anochecer surcando el cielo, regar una mini tomatera y saborear sus tomates del tamaño de una canica que te explotan en la boca y parece que tengas el mediterráneo dentro.

Por tanto, la primera pregunta es clara y fácil: ¿Quieres vivir con toda la plenitud e intensidad que sea posible a pesar de tu enfermedad?

Estamos escalando un muro y debemos tomar el máximo de medidas de contención para no irnos a pique (arnés, casco, nudos, diseño de la vía, anclajes), porque un mal movimiento puede hacer que nos precipitemos al vacío. Vivimos una vida grave, de peligro y también de gravedad, tenemos que sostenerla a pulso.

Por ello es muy necesario cuidar nuestros diques de contención, porque somos como un país por debajo del nivel del mar.

Hay una historia que me gusta mucho de un amigo de Milan Kundera. El novelista, se encontró con un amigo y le dijo que no dejara de leer a Bohumil Hrabal. El amigo le dijo que muy bien, que así lo haría. Al cabo de un tiempo se volvieron a encontrar, Kundera le inquirió para saber qué libro había leído de su autor recomendado y esperaba que el amigo le dijera lo mucho que le había gustado. El amigo le respondió que había leído *Trenes vigorosamente vigilados* pero que no le había gustado mucho. Kundera replicó: «Ah, claro, es que no es muy buena, hubieras tenido que leer *Yo que he servido al rey de Inglaterra*», a lo que el amigo replicó: «Lo siento, mi tiempo para Bohumil Hrabal ha terminado, tengo a muchos otros autores que leer. Mala suerte». Efectivamente, si supiéramos las veces que haremos las cosas, las veces que miraremos la luna llena, el número de veces que escucharemos nuestra balada preferida o que regresaremos a París, nos daríamos cuenta de que nunca es un número ilimitado, sino que las veces están contadas, y entonces valoraríamos cada vez la importancia que tienen. Y concluiríamos, como el amigo de Kundera, que nuestro tiempo para Bohumil solo da para un libro porque centenares de otros autores nos esperan. En nuestro caso tenemos que ir aún más allá que el amigo de Kundera, no podemos desperdiciar la vida en leer un mal libro o, lo que viene a ser lo mismo, un libro que no nos hable desde la primera página. No podemos hacer nada que no nos interese apasionadamente, por no hablar siquiera de algo que te perjudique. Nosotros tendríamos que decirle a Kundera: «Mi tiempo para Bohumil solo duró las cincuenta primeras páginas, no me interesaba», y a vivir, a descubrir lo que de verdad nos espera.

Control emocional

No podemos permitirnos el lujo de estar sometidos a una tormenta emocional. Somos como fichas de dominó colocadas una junto a la otra, y ya sabes que ocurre: cuando cae la primera, caen las demás.

No puedes tener una tristeza que anide en tu pecho y sentirte cada vez más inútil, cuidarte menos; «total, por lo que me queda en el convento...» ¿Y qué sabes tú? No tienes ni idea, así que la pregunta es clara y la he formulado muchas veces, aunque seguramente no de forma tan directa y escatológica como ahora: ¿Quieres vivir en un convento lleno de caca, o no? Así de claro, así de bestia, ya tenemos confianza incluso para soltar un taco y compartir unas risas.

Para expresarlo con un último símil: padecemos hemofilia en el alma. Una enfermedad que hace que, en caso de corte, no dejemos de sangrar. Un corte puede suponer una hemorragia imparable. Así, problemas emocionales nos arrastran a problemas del cuidado de uno mismo, a una mala gestión de la enfermedad, de la economía, del control de la medicación y un largo etcétera.

Es evidente que cuando uno está enfermo es especialmente sensible y emotivo, todo le afecta más porque se siente débil y más fácilmente incomprendido. Las miradas de compasión, los silencios, los golpecitos en la espalda, las frases de circunstancia, todo sienta peor. Tiene más ansiedad, es más propenso al llanto, a encerrarse en sí mismo, a sentir que el mundo le duele demasiado y que el único lugar seguro es la cama.

No te dejes arrastrar constantemente por la corriente de las emociones. Practica de una forma serena y efectiva una buena gestión emocional. Puede ser fácil, solo has de aplicar el siguiente cuadro:

Secuencia lógico-emocional

EMOCIÓN	ACCIÓN NECESARIA	FORMA CATASTRÓFICA DE ACTUAR
Alegría, éxito, enfado o rabia. Se trata de una energía positiva o negativa que requiere una expansión.	Intenta llevar a cabo una actividad expansiva si tu salud te lo permite. Bailar, salir a caminar deprisa, intenta gastar energía. Si no te es posible, apacigua esta emoción con alguna actividad relajante.	Cualquier forma de apaciguarte que sea mala para tu salud (beber, fumar) o para tu alma (nerviosismo, angustia, alteración).
Tristeza, decepción, fracaso, cansancio, agotamiento, falta total de energía.	Tiempo de convalecencia, de recogimiento, con todas las actividades hogareñas que te reconforten. No exigirte nada, dejar que esta emoción siga su curso.	Permitir que la tristeza se instale en tu alma, tomar sustancias químicas para camuflar estos estados, etc.
Cansancio por enfermedad, rebote de la enfermedad, decaimiento en general.	Descansar y hacer todo lo posible por cuidarse con una buena alimentación, técnicas de Flowing Health.	Alimentar pensamientos negativos de cualquier tipo.
Aburrimiento.	Cualquier actividad creativa, de aprendizaje, divertida… encontrarás muchos ejemplos en el apartado de cultura.	Cualquier forma insana de divertirte, desde el abuso de la comida al consumo de drogas.
Desconexión. Sentirse indiferente o lejos de ti mismo. Como si ya nada te importara lo más mínimo.	Analizar buscando cualquier atisbo de deseo e impulsarlo, recuperar la ilusión. Consulta las páginas que tratan la desconexión.	Vivir sin vivir, desatendiendo todo y entrando en una espiral en que ya nada te importa.

Crea una secuencia lógica dentro de ti. Cada vez que suceda A, intenta realizar B. Es infalible, aplicas el conductismo para reformar el carácter. Creas una relación entre un estímulo y una respuesta que llegará a formar parte de ti de manera automática. Por ejemplo, supongamos que, por casualidad, un día que estás nervioso te comes una caja de galletas y repites esta acción un par de veces; como puedes imaginarte, no hay ninguna relación necesaria, ninguna cadena fija entre estar nervioso y las galletas, pero si lo haces cada vez... en poco tiempo, cuando estés nervioso necesitarás sin falta comerte tu caja de galletas. Has creado dentro de ti una falsa ley causal: cuando pasa A, necesito hacer B. Este B es absurdo. En primer lugar, debes respetar tus emociones y sentimientos, escucharlos y darles las acciones que ellos realmente necesitan (no taparlos con galletas, tabaco, desorden, caer en el desánimo...).

Sigue el cuadro emocional anterior, y no olvides que «lo que se resiste, persiste; lo que se acepta, simplemente pasa». Si dejas que suceda, se va; si te obsesionas en no sentirlo, estará allí, al acecho. No debes preocuparte, no estarás triste para siempre, ni enfadado para siempre... Siente y deja que se marche, sin buscar alternativas para evitar el sentir.

Vivir desde tu centro

No es lo mismo *ir viviendo* que vivir desde tu centro. El segundo caso consiste en ser el dueño de ti mismo y poder ver lo que sucede.

Una persona que no vive desde su centro es como un trozo de corcho en el mar arrastrado por todas las olas. Cualquier cosa, cualquier posibilidad le arrebata la capacidad de ser el dueño de sí mismo. Si las cosas no salen como quiere, se frustra enseguida; si la tentación es apetecible, no puede evitar caer en ella; el día se le pasa volando sin que haya cumplido ningún propósito ni objetivo que previamente se haya marcado: viendo youtubers, consultando las redes sociales o leyendo noticias demenciales sobre la vida estética de los artistas, mientras se había propuesto ordenar el estudio y empezar su primera lección de piano. Es una traición a uno mismo, porque se han priorizado los deseos —en este caso deseos banales, insustanciales— a lo que verdaderamente quieres y necesitas. Hay deseos incluso peores que los absurdos pasatiempos, como por ejemplo todo aquello que nos hace daño: beber alcohol con la medicación o no perder peso cuando es esencial para la supervivencia.

Vivir desde el centro de ti significa vivir alejado de los aires del tiempo, de la cultura imperante. A una sociedad como la nuestra, basada en el consumismo, le interesa alguien preso de sus deseos. Alguien que hace de sus deseos necesidades es alguien que consumirá más. El romanticismo, entendido como vivir preso de las emociones y sentimientos, va en la misma dirección. «No pude evitar amarle, no pude evitar comprarlo, no pude evitar… parece sublime, alguien apasionado, profundamente vivo, que siente las cosas hasta los tuétanos…» Pues lo siento, es solo un trozo de corcho que no surca el mar, que se arrastra por las corrientes y las olas, ahogándose en un delirio de entrega y desesperación.

El éxito

Lo importante no es lo que te ocurra, sino en qué tipo de persona te convierte. Hay un caso documentado en la novela *Si esto es un hombre*, de Primo Levi, que relata la experiencia de vivir en un campo de concentración. Solo hay alguien que no sufre entre los reclusos: un ser absolutamente primitivo, adaptado por completo, un ser infrahumano, sin conciencia, rudo, bestial, prácticamente un animal (en el mal sentido, los animales son muy sensibles e inteligentes). Es el ejemplo perfecto de alguien que sabe tomárselo todo bien. El objetivo no es adaptarse a cualquier medio, sino crecer.

Hacer de ti mismo tu propia riqueza, rodearte de tesoros que nadie te puede quitar porque están en tu propio ser. Ser consciente de tu propio valor y de que este nada tiene que ver con tu categoría laboral, tu salud, tu belleza, tu peso o no perfecto, tus títulos… Tiene que ver con tu bondad, tus ganas de ser una persona mejor, tu curiosidad, tus ganas de aprender… y cuando entiendes esto profundamente, llegas a una conclusión:

> **No eres más que nadie ni menos que nadie.**
> **Pero nadie puede ocupar tu lugar.**

Sin embargo, para tener un yo al que poder sujetarte siempre, lo primero que se necesita es ser alguien con madurez personal y con una cierta idea de sí mismo. Confío en que en esta sección habrás encontrado algunos elementos importantes de los fundamentos para construir tus propias respuestas sobre cuestiones básicas para vivir, construirte y gestionar la enfermedad. Ahora ya podemos entrar de lleno en la parte más nuclear. La ética y el amor.

Ética

No sé si esta es un palabra que te suena mal, que te sugiere normas, prohibiciones y reglas de conductas. Puede incluso que tu primer pensamiento sea: «con lo mal que me encuentro solo me faltaría añadir a mi vida normas de conducta», pero la ética es ni más ni menos que cuidar de ti y de los demás, es hacerles bien y hacerte bien a ti mismo. Así pues, la ética es esencial porque es la verdadera medicina del alma. Y recuerda que estuvimos de acuerdo, unos capítulos atrás, en que la enfermedad puede y debe ser una oportunidad de crecimiento, la oportunidad más grande de dar un sentido amplio y profundo a la vida.

La ética es para los que no necesitan vender nada, ni trepar ni llegar a ninguna parte. Tampoco necesitan predicar; se dedican a vivir, a vivir de la manera más real y profunda que pueden llegar a descubrir. La ética no predica, ni regaña, no da la tabarra, no trata de vender ni comprar nada. La ética trata de ser. No de manera mesiánica, que divide el mundo en buenos y malos y no atiende a la complejidad de matices del ser humano, ni haciendo divisiones más sugerentes e inabarcables como dionisíaco y apolíneo. No, hay alguna cosa parecida a la verdad, a lo real, a lo bondadoso, que tiene que ver con la empatía, la generosidad y se aleja de la mezquindad. Si no lo sabes, si no lo sientes, si no lo intuyes es como tratar de explicar el amor. La ética es amor. La ética es exactamente lo que hizo la madre ante el rey Salomón. El monarca decidió partir por la mitad un hijo en dos partes, una para cada supuesta madre y una de las dos dijo que no, que se lo diera vivo a la otra. Es no dañar, es potenciar, cuidar, hacer crecer, posibilitar la mejora y el bienestar de uno mismo y de los demás. No de forma indiscriminada o sin ton ni son. Sin amor propio no hay ética, y sin amor hacia los más allegados y los que más se lo merecen, tampoco. La ética es aprender a ignorar, desatender y no escuchar —o relacionarse lo menos posible— con todo aquel que ha demostrado no querernos bien. La ética no es moralina, ni normas de etiqueta, ni le importa «qué dirán», ni se entretiene en convencionalismos. La ética es decir «soy en quien me he convertido, y quien soy es mucho más que la genética y las circunstancias».

Tal vez puedas leer un libro que a mí me ha impactado profundamente: *Vestidas para un baile en la nieve,* de Monika Zgustova. Un libro que recopila la experiencia, espantosa, de las mujeres en los campos de prisioneros de la Unión Soviética. Una tragedia que las cambió para siempre, y lo más asombroso de este libro es que algunas de ellas si pudieran repetir su vida, querrían volver a pasar por el Gulag, porque hizo que lo vivieran todo intensamente, con una gran concentración. Cada experiencia allí valía por mil, y en la vida normal el día a día les parecía superficial. Así también la enfermedad es un gran intensificador de la existencia. Y de la misma manera que solo una cierta integridad, una visión ética de la vida, un no dejar de lado la humanidad de cada uno es lo único que puede salvarte del horror en un campo de concentración, así también sucede en la enfermedad.

Hay tantos libros de autoayuda con reglas extrañas que se contradicen entre ellos cuando la gran olvidada, y la que da una mejor respuesta es la ética. Sin ética no existe la vida. No hay ética cuando contaminamos el planeta, matamos a seres marinos o se engaña a jóvenes de países sin recursos para llevarlas al primer mundo prometiéndoles trabajo para hacerlas entrar en una red de esclavas sexuales.

La ética es la luz que señala el camino, la que en caso de duda sabe darte la mejor respuesta. Mucha gente ante la ética dirá que es simple buenísmo, pensamientos bienintencionados que no ven la realidad, sus dificultades y necesidades, una buena intención que no sabe gestionar la realidad y que acaba siendo un desastre, como creer en la integración, la solidaridad, ir siempre contra la xenofobia en vez de pensar que estamos en guerra con otras civilizaciones. Pero yo creo que el mejor egoísmo posible, lo más útil y con mejores réditos es la ética. Prueba lo contrario. Intenta aprovecharte de tus amigos, saca siempre tajada, llévate siempre el trozo más grande de pastel y dime cuánto te duran. Dime lo solo que te quedas con el último gran trozo que has conseguido aprovechándote de la bondad de los demás. Lo más inteligente es ser una buena persona, capaz de defenderse, de ser justa, de retirarse a tiempo. Porque alguien que permite que abusen de él, realmente no es justo con él mismo, no sabe defender sus propios derechos, no sabe darse lo que le corresponde: sabe solo ser generoso con los demás a costa de quedar en último lugar.

La ética, como la entendemos, no pretende absolutizar, no se trata de convertirnos en santos, ni no mezclarnos con la suciedad del mundo. No se trata de pretender vivir aislados y puros, sino tener un camino de vida acorde a nuestros anhelos y capacidades.

Aristóteles definía la felicidad como una cierta actividad del alma de acuerdo con la ética. Es pues una actividad que proviene de la parte más personal de nosotros mismos, que se ejerce con libertad puesto que no es una obligación o ley, sino una responsabilidad hacia nuestra vida y la vida de los demás. En una sociedad individualista y que no cultive el espacio interior, el silencio, el diálogo personal, el reposo y la quietud desde donde convocar las convicciones más profundas de uno mismo, uno se aleja de la ética, que no es otra cosa que el encuentro con uno mismo.

Dicen que a Buda le preguntaron si era un dios y contestó que no. Le preguntaron si era un ángel y respondió que tampoco, a la pregunta si era un santo también respondió que no.

«¿Quién eres entonces?» A lo que él respondió: «Sólo un hombre despierto.» El objetivo es tener una cierta lucidez, capacidad autocrítica, ganas de comprender, de ser, de dar y recibir del mundo algo que nos conecte al destino de ser personas, es lo que entiendo como sentido de la vida.

Alguien despierto no cree en moralinas, en códigos establecidos, su ética no es un código de etiqueta ni tiene diez mandamientos. Solo tiene su propio mandamiento, lo que él libremente escoge y quiere ser. Sabe reconocer el bien del mal, y también sus zonas de sombras.

La ética significa hacernos a nosotros mismos verdaderos, reales. Cuando estás enfermo quieres vivir cosas de verdad, tener experiencias que no sean pseudovivencias, llenas de subterfugios y mentiras —la mentira es, precisamente, una falta ética—, y ser reales es poder actualizar, poner en la realidad todo aquello que está a la altura de nosotros mismos. No conformarse en ser menos de lo que uno es, no querer una versión barata de los demás. Ser sin todo aquello que hunde, que ensucia nuestro verdadero yo. Por ejemplo, ética significa dejar de ser alcohólico, dejar de fumar, no permitir que nos hagan daño, hacer ejercicio cada día… ¿porqué? Por justicia, ya llegaremos a ella pero no es justo para tu hígado, tu salud y tu mente que bebas como un cosaco, no es justo para tus pulmones y tu esperanza de vida que fumes, no es justo para tu dignidad personal. Hacerte a ti mismo lo más verdadero posible implica siempre potencialización personal.

Así que en este sentido llego adonde quería llegar: sí a la vida, a vivirla, a tu manera, con tu propia forma de ser y entender la existencia, pero desde cada uno, desde la realidad de cada uno, trabajarse en lo posible el alma. Así que te presentaremos algunas cualidades éticas que no desarrollaremos largamente, tan solo apuntaremos y contextualizaremos en relación a la enfermedad.

Tener ética es como tener superpoderes, es decir, tener capacidades que una persona que no trabaja por ser buena persona, definitivamente no tendrá.

Así que vamos a hacer un viaje rápido por algunas de estas capacidades del alma y lo haremos intentando que tengan tres características: que se puedan enmarcar en la enfermedad y que se entiendan tanto en su vertiente de fuerza como de aceptación. Tan importante es la voluntad para dejar de fumar, que ante un cáncer de pulmón —mucha gente lo padece sin haber fumado nunca— se tenga la voluntad de asistir con constancia y serenidad a las sesiones de radio sin perder el coraje. Como recuerdas de «tiempo de los Eclesiastés» a veces es tiempo de levantarse y otras, de sentarse; lo que dicta qué hacer y cuándo es obra de la sabiduría. No hay sabiduría que no descanse en la ética y sus cualidades. No existe el proxeneta sabio, el asesino sabio, el genocida sabio, el nazi ejecutor sabio.

Una persona que tenga un gran impulso para acercarse a aquello que ama pero no posea en absoluto la capacidad de aceptación, es alguien frágil, porque la realidad a veces se tiene que transformar y otras se tiene que aceptar, y en el mismo acto de aceptar ya cambiamos la realidad porque la convertimos en algo más vivible. A veces chocar contra la realidad es sentir la dureza de sus muros, dándonos cabezazos, y solo logramos sangrar; aceptar es, en vez de hacernos añicos los puños, dibujar un cuadro en la pared: el muro no ha desaparecido pero no es lo mismo ver una tapia que una obra de arte. Saber cuándo se trata de golpear e insistir y cuándo se trata de aprender a mirar la belleza del muro (toda realidad tiene su belleza recóndita) es una de las líneas más potentes del propio crecimiento.

Confianza

Esta cualidad tiene relación directa con el apartado de alejarte de los pensamientos negativos que ya hemos tratado, la desconfianza no es una buena manera de estar en el mundo estando enfermo. Porque desconfianza significa alteración, estado de alarma, mirar la realidad que siempre está bajo sospecha y esto significa, inevitablemente, una actitud que carga la mente, las emociones y el organismo. Lo mejor es dejarse llevar, fluir, mantener la filosofía del tao, ser como el agua, pensar que siempre se encontrará la manera de sortear las dificultades cuando surjan, ni antes ni después. Es una cualidad ética porque es una forma de entregarse a la realidad, de amar aquello que es.

La gente es buena gente, los amigos son buenos amigos, todo el mundo es fantástico hasta que no te demuestren lo contrario. Das a todos y a todo la mejor actitud, y a partir de aquí si la vida y su comportamiento así lo exigen, empiezas a desconfiar.

Aplica la frase de si no tienes que hablar bien de alguien, es mejor estar callado.

Y si criticas a alguien que sea para comprender, para apropiarte de lo que ha ocurrido, para asimilar lo que ha sucedido, y entonces dedícale una sola sesión y entiérralo. Así que piensa bien y acertarás porque estarás invirtiendo en tu salud mental, en tu estado óptimo emocional, porque seguirás en contacto con la parte más inocente, despreocupada y feliz de ti mismo.

La confianza también es importante ante el dolor. Hay tres tipos de dolor: la molestia, el dolor que duele y el dolor que paraliza. Ante el dolor que paraliza el mundo no hay nada que hacer, tan solo resistir o desaparecer con una buena dosis de calmantes, que el tiempo pase, atravesar un túnel largo y oscuro a la espera de que tarde o temprano llegue una nueva luz. En este sentido no soy partidaria del dolor absurdo y creo que es bueno aprovechar los avances de la medicina para no sufrir.

El dolor que duele es un dolor que se siente, se detecta pero no paraliza la vida. En este sentido puede ser aprovechado como un entrenamiento personal, aprender a vivir con él, sin desesperos, sin alarmas, aprendiendo de él, relacionándote con él. Cualquiera que tenga una hernia discal sabe que tendrá que aprender a moverse correctamente y ejercitar su cuerpo sin lesionarse para prevenir el dolor que pueda provocar. El dolor se vive bien, con conformidad y confianza. Confianza en que desaparecerá o dolerá menos. El dolor, con una actitud confiada y tranquila no modifica el carácter ni la vida, pero hay personas a quienes el dolor estropea el alma. Se convierten en personas amargadas, quejosas perennes, alarmadas, agrias. Con un sufrimiento que se hace exagerado y un tanto patético. Personas que solo saben hablar de sus dolores situándose histriónicamente en el centro del mundo.

La confianza es importantísima en cualquier proyecto que emprendas. Creer que es posible, que lo lograrás, saberte capaz de esto y de mucho más es una energía poderosísima. Es el «si yo conmigo, quién contra mí».

Para aceptar las situaciones incambiables, la confianza es también imprescindible. Has sufrido un revés, de acuerdo, pero pensar que el futuro será mejor, que a pesar de la crisis encontrarás recursos y soluciones, que irás sorteando las dificultades una a una, que confías en ti y en el futuro a pesar de una situación dura, es la diferencia entre ver la desgracia como un nuevo punto de partida o como un punto final.

Amabilidad

Es posible que, como yo, te veas obligado a pasar buena parte de tu tiempo en hospitales, haciéndote pruebas médicas y en salas de espera con varias visitas programadas. Los servicios sanitarios están bastante colapsados y, debido a que cada uno tiene su propia personalidad, habrá momentos en que los encuentros con algunas personas serán un reto.

Puedes llegar a pensar que, con el dolor y la injusticia de estar enfermo, todo el mundo debería tener un trato especialmente amable contigo, mostrarse considerado y delicado con las personas más desvalidas. Pero no siempre es así.

El primer doctor que me asignaron en atención primaria no dejaba de preguntarme cuándo dejaría de estar cansada, y yo le respondía una y otra vez que difícilmente dejaría de estarlo porque era una enfermedad crónica. A continuación se quejaba y me exigía la entrega de nuevos informes médicos hospitalarios. La gota (o el chaparrón) que colmó el vaso fue que me preguntara si sería conveniente para mí quedarme embarazada. Le contesté que no, que no sería bueno ni para mí ni para el bebé. A lo cual replicó:

—Bien. Cuesta decírtelo, pero lo mejor es que programemos una ligadura de trompas. No puedo permitirme el lujo de que te presentes en esta consulta con un bombo.

Me sentí mal y ofendida, era como si me hablasen de una mula perdida en el monte... Me pareció que había ido más allá de la falta de respeto y solicité el cambio. Pero no me inmuté. No permito que las actitudes mezquinas me afecten, es el pobre doctor quien tiene un problema, pues a su edad aún no sabe lo que es el respeto, la consideración o la empatía, y dedicándose a la medicina su problema es aún peor.

Cuando alguien es cruel, desconsiderado, irracional, abusón, lo llamo internamente trol, lo que toda la vida se ha llamado gentuza, personas diminutas con un tamaño físico normal.

Incluso en los momentos más difíciles, de mayor tensión, es importante mantener la calma y comportarse como alguien educado y reivindicativo. Así que mi consejo es mostrarse considerado, amable y sonreír a todo el mundo. Mucha gente cambia de actitud de inmediato cuando se la recibe con una sonrisa y con palabras amables, pues la estás invitando a dar lo mejor de sí misma ofreciendo lo mejor de ti mismo.

Si no eres amable te desacreditas a ti mismo, pierdes toda la autoridad; te lo digo por experiencia. ¿No me crees? Te contaré un caso personal. Cuando me están curando las heridas de los catéteres, por estudios y experiencia sé cuándo no lo están llevando a cabo con las máximas condiciones de asepsia. En alguna ocasión, no lo voy a negar, he llegado a irritarme. Ahora, cuando veo que quien lo hace tiene poca práctica, no sabe o tiene un mal día, digo amablemente: «Mira, me sabe mal, pero prefiero que me realicen la higiene en el próximo turno».

La amabilidad no tiene por qué ir exenta de firmeza, de reivindicación de los derechos irrenunciables y, sobre todo, justos.

La amabilidad significa «ser dignos de ser amados», y en este sentido, pase lo que pase, debemos seguir siendo dignos de amor, e incluso en los peores momentos ser capaces de regalar a alguien una sonrisa, una palabra amable, un pensamiento de aliento.

Prudencia

Es una de nuestras cualidades preferidas porque es la más taoísta de las cualidades éticas. A pesar de que se acostumbra a interpretar como cautela, cierta cobardía, mirar bien antes de actuar, significa realmente ver lo que hay, adecuarnos a la verdad.

Es la cualidad más difícil y para los enfermos la más apreciada. Solo partiendo de la verdad podemos aceptarla o cambiarla. Solo la persona prudente sabe cuándo es tiempo de ¿recuerdas? Cuándo es tiempo de sembrar, de cosechar, de abandonar las tierras o de montar una fiesta al aire libre. La vida es la tierra, pero qué hacer con ella en función de su composición (qué plantar y cuando hacerlo o simplemente no plantar nada y pasear por ella) te lo dicta la prudencia.

No es fácil ver la verdad. Mucha gente no quiere ver lo que tiene ante sí mismo y su propio cuerpo. Por ejemplo, yo he creído tanto, pero tanto, en el poder de la mente, en la capacidad de autocuración, que estaba tan segura de que al diagnosticarme y tras mi maravillosa recuperación —de estar casi muerta a estar viva funcional— me curaría, que creí lograrlo. Que si hacía mucha meditación, mucho ejercicio sano con mi método, llevaba una alimentación sumamente cuidada, y si mis sentimientos y emociones eran puros, elevados y positivos, me curaría. Ahora sé que todo esto es imprescindible para tener el máximo de buena salud física y anímica dentro de la enfermedad, pero que tal vez no me curaré. La prudencia me ha enseñado a pasar del anhelo de curarme al objetivo de conseguir quitarme la bomba de medicación y estabilizar la enfermedad. Es un objetivo muy alto, pero sobre todo mucho más realista que el de curarme por completo, como llegué a pensar en un principio.

Ver la realidad significa confiar en ella, es lo que nos envuelve, lo que nos acoge, lo que nos ha permitido llegar a este mundo. Significa libertad, porque solo podemos ser libres y actuar verdaderamente si vemos lo que hay. Significa capacidad de sacrificio —la realidad conlleva más sacrificios que los mundos ideales y falsos— y serenidad y humildad por toda aquella objetividad verdadera que somos.

La prudencia es también la cualidad ética más próxima a la meditación, porque para mí meditación también es, simplemente, ver aquello que es.

Sin prudencia no tendríamos libertad, pero tampoco verdadera responsabilidad, porque no sabríamos cuáles son los riesgos y las oportunidades. La prudencia implica valorar con objetividad la realidad, conocer lo que hay y finalmente decidir qué hacemos y/o qué no hacemos.

En el amor, la prudencia es no idealizar al otro; un cierto grado de idealización es normal, pero nunca hasta el punto de que debido a nuestra idealización puedan hacernos daño. La prudencia nos dice que hay cosas imperdonables, insuperables, incuestionables. Ser maltratado, abandonado o recibir muestras de hostilidad y desconsideración por estar enfermo son algunas de ellas.

La prudencia en la enfermedad es ver el aquí y el ahora, el hoy. Si hoy me diagnostican ELA, no voy a dedicarme a pensar que me quedan dos años de vida. Esto no es la realidad, la realidad no es la probabilidad o la estadística. Yo podría estar muriéndome de muerte súbita y las estadísticas ni lo contemplarían siquiera porque no es ni una enfermedad diagnosticada, pero, contra todo pronóstico, mi realidad en aquel momento me estaría diciendo que esto se acaba. En cambio, yo puedo sentirme fuerte, capaz y viva con una enfermedad grave porque es más importante la realidad que mi pronóstico. La prudencia también es ser capaz de ver todo lo que puedo hacer estando enferma.

La prudencia es la base para todo lo que llevemos a cabo, es lo que nos dice que este muro es rompible aunque sea a base de golpearlo durante meses o tal vez años, la que nos advierte de que no vale la pena dejarnos la vida en ello. La prudencia es lo que conoce los materiales de la existencia, de qué están hechos y si son o no modificables.

«Llévame de lo irreal a lo real», dice las Upanishads, libros sagrados del hinduismo del s. VII a.C. Lo real es lo verdaderamente sagrado, todas las palabras derivadas de *sak* (*sanctus*) significan «hacer real».

La prudencia, entendida como ver aquello que es, está estrechamente relacionada con una cualidad que, a pesar de que no suele considerarse como una de las virtudes éticas, tendría que incluirse: el sentido de lo sagrado.

Sentido de lo sagrado

Ver lo sagrado del mundo no tiene que ver con la religión. Se puede ser ateo, agnóstico o creyente y aun así advertir que la vida tiene una dimensión que nos supera, nos trasciende, que hay algo más que nos embarga, nos emociona, nos conmueve. Es el sentido de lo sagrado. Lo podemos sentir escuchando música (por ejemplo a Bach), mirando el mar, leyendo poesía o algunas páginas de un libro, tocando la mano diminuta de un recién nacido…

Sagrado en latín significa lo separado; por tanto, es aquello que da profundidad al mundo, la tercera dimensión, lo que permite que la realidad no sea de bajo alcance, plana, miope. Solo lo separado se deja ver.

Lo sagrado en la vida también es la conciencia de que existen elementos que nos sobrepasan. Podemos considerar que debemos hacer pasos para lograr algo y que lo sobrenatural de la existencia nos ponga frente a un imprevisto. O al revés, decidir aceptar la situación y que algo prodigioso ocurra y el muro más alto se convierta en arena. El sentido de lo sagrado sabe albergar las propias decisiones y actitudes dentro del corazón inmenso e inabarcable de la existencia.

Lo sagrado nos lo despiertan pocas cosas y personas, pocos paisajes, pocas artes… El respeto nos lo tendría que suscitar, en principio, todo y todo el mundo.

Respeto

Respetarte y respetar es no avergonzarte ni de tu enfermedad, ni de tu minusvalía, ni de tus carencias. Hay en ti dos realidades: la fuerza y vigor de tu cuerpo y la de tu alma. Te respetas por lo que eres, y eres mucho más que tu enfermedad; tu enfermedad son tus circunstancias y no, no somos nuestras circunstancias: nos hacemos, nos construimos a través de nuestras circunstancias. Así, respetamos a todas las personas hasta que vemos la verdadera altura de su alma, y a los trols anímicos no los ridiculizamos ni increpamos, nos limitamos a apartarnos de estos pequeños diablos de Tasmania.

El respeto es casi un sinónimo de la confianza y el compromiso. Y eso, como sabes, tiene una relación directa con la madurez personal.

Por tanto, cabeza alta, mirada franca y tranquilidad de espíritu: eres alguien de valor, alguien noble que intenta hacerse y hacer lo correcto.

No siempre lograr algo es lo verdaderamente deseable, siempre nos debemos preguntar a qué precio. Lograr que una relación prospere, se mantenga en el tiempo, a cambio de la propia dignidad no es un verdadero éxito. Hay precios que son siempre demasiado caros, se obtenga lo que se obtenga.

El respeto hacia uno mismo es importante, pues es fácil caer en una autoestima baja, en el reproche y en la sensación de inutilidad. Por ello, debemos respetarnos ante metas inalcanzables o logros que no conseguiremos porque no estamos dispuestos a pagar el precio.

Justicia

Como ya sabes, la justicia es dar a cada uno lo que le corresponde, y es un concepto que está muy relacionado con la prudencia, pues si no sabes lo que le corresponde a cada uno, si no ves la realidad, es difícil ser justo. Pero no te olvides de ti mismo, a ti también te corresponde aquello que te pertenece, y la responsabilidad de vivir es darte precisamente lo que te corresponde. La mayor parte de las cosas más importantes solo te las puedes dar tú mismo: una vida con sentido, con objetivos y con valores.

Hemos hablado mucho de la justicia en este libro, de todo lo que te corresponde, y podemos resumirlo en no vivir ni por debajo ni por encima de tus posibilidades.

Creo que en la enfermedad lo que nos corresponde es seguir teniendo un proyecto de vida verdaderamente humana. Es decir, con el sentido de lo sagrado, de ver el mar, de disfrutar del rostro y compañía de las personas amadas y conmocionarnos emocionalmente; con las necesidades básicas cubiertas, con dignidad y comodidades; con ilusiones y cultura (sí, la cultura, tan poco definida y cuando se descubre tan imprescindible)... Pero la vida, creo, no es un valor absoluto que deba defenderse siempre: cuando la vida no es vida, ya no nos es necesaria. Nos merecemos una muerte digna cuando ya no podamos definir nuestra vida como verdaderamente humana.

La justicia, así pues, también es tener en cuenta lo que te corresponde, lo que es tuyo y te pertenece. Respeto, dignidad, posibilidades de probarte a ti mismo, de soñar, proyectar, existir, ser. La justicia es la dinamita más poderosa, pues nos llena de fuerza y reivindicación cuando sentimos que algo es injusto y no estamos dispuestos a resignarnos.

La justicia también significa resignarse con sincera conformidad cuando lo que realmente nos corresponde es menos de lo que desearíamos. Todos sabemos que a veces nos gustaría que la báscula no fuera tan justa y se saltara las normas calóricas para favorecernos. Como sabes, la prudencia también nos indica cuándo debemos conformarnos porque no nos merecemos más. No es fácil si solemos pensar que obtenemos nuestros logros por méritos propios y que nuestros fracasos son por culpa de los demás. Ser humilde es aquí necesario.

La humildad

No consiste en tener la autoestima baja. Las personas minusválidas tienen un porcentaje de discapacidad… Evidentemente, es mentira. Hay diversidad funcional. Seguramente he perdido un cien por cien de capacidad de subir a una montaña con pendiente, pero he ganado un doscientos por ciento de capacidad de madurar, conocerme y conocer mejor la vida, tener las ideas más claras, apuntar más claramente a diana cada vez que disparo… Gracias a la enfermedad soy una «minus» con superpoderes. Por tanto, empecemos por aquí: la humildad no significa ni despreciarse ni no quererse, sino conocer los propios límites.

Estarás de acuerdo conmigo en que es esencial estando enfermo. La humildad nos hace tolerantes, pacientes y nos permite ver los imposibles con una sonrisa. No puedo hacer esto, ¿y qué? Puedo hacer otras mil cosas. La humildad nos aleja de algo terrible, que pesa mucho, unas piedras que estando enfermos no podemos permitirnos arrastrar: las autoexigencias narcisistas, los imperativos del ego.

No hay nada vergonzoso en las formas humanas de ser. Nada vergonzoso en el origen de las personas, en ser mujer, en el color de la piel, en los credos, religiones, orientación sexual, diversidad funcional… El problema es que sean usadas para discriminar. La vergüenza, la falta de ética, de valores y de integridad personal es de quien discrimina, no de quien se limita a ser quien es.

Humildad también para aceptar y asimilar las propias zonas oscuras, asimilar la propia sombra. Las contradicciones, defectos, imposibilidades… el camino de nobleza no es un camino para estereotipos, maniquís o extraterrestres; es la senda de las personas, y las personas estamos hechas de luces y de sombras. Es un camino de esfuerzo, resignación, deseo y humildad. Uno quiere ser mejor pero se sabe imperfecto y humano, y a pesar de ello procura verse, mejorarse, construirse una forma más elevada y noble. Los nobles no son los perfectos, son los conscientes de sus imperfecciones.

La humildad significa ser sencillos y nunca prepotentes con los logros conseguidos. Que ningún éxito embrutezca tu alma. Hay muchas personas a las que el éxito ha estropeado, que son permeables a la adulación y a los privilegios de los vencedores. Hay también quien se convierte en alguien tan inflexible, tan duro, tan intenso y obsesivo para lograrlo que se instrumentaliza. He aquí la dignidad: ser un fin para nosotros mismos, no un instrumento para obtener un objetivo. Piensa por ejemplo en la historia de los grandes vencedores olímpicos, muchos tuvieron serios problemas (incluso depresiones e intentos de suicidio) debido a la imposibilidad para adaptarse a una vida normal cuando dejaron de competir. Cuerpos que eran grandes instrumentos para lograr el éxito, pero completamente minusválidos para captar y vivir la grandeza de la vida normal.

Sin humildad no nos podemos someter a la realidad cuando la realidad pesa y corta. Convertirnos en sirvientes de la realidad es duro, pero una gran lección de vida. A veces la vida nos coloca en el caballo de Alejandro Magno, a los lomos de *Bucéfalo*, y bajar de él y caminar junto al pueblo requiere mucha grandeza de alma. A veces el mundo nos coloca en un jardín zen, y el estúpido maestro —o no tan estúpido— nos ordena recoger las hojas del jardín para ver cómo el viento las esparce de nuevo, convirtiéndonos en un humilde Sísifo. Barrer con una sonrisa, contemplando la belleza del otoño, es la humildad del sabio, que ante un trabajo interminable tal vez tendría el impulso de saltar lleno de rabia sobre las hojas muertas.

Alegría

La ética es un buen camino para llegar a la alegría, porque nos sentimos alegres por el simple hecho de saber quiénes somos, quiénes estamos construyendo y queriéndonos por ello; por la realidad que nos envuelve, que está bien como es y que a cada paso que damos nos despierta la curiosidad, la pasión de vivir, de comprender, de leer, de ver, de existir, de vivir.

Así pues, la alegría consiste más en un saber quién eres, un estar en tu propio centro que en diversiones o continuas necesidades externas.

La alegría es saberse en la buena senda, en la verdadera senda. ¿Cuál es esa senda? Tu propio camino, a tu manera, con tu forma de ser, con tu conocimiento del mundo, sin gurús, sin guías; este libro es tan solo un ejemplo, es como yo me lo he montado, la fórmula que a mí me está sirviendo y que tanta alegría me da.

La alegría es saber que la vida no termina con la enfermedad, sino que, en mi caso, empieza, con más claridad, con más verdad, con más intensidad que nunca. Objetivamente, nunca había estado tan mal y a la vez, nunca, jamás, en mi vida, te lo prometo, me había sentido tan bien como ahora.

La alegría debe acompañar nuestro camino a acercarnos a lo que amamos. Nietzsche decía que ninguna filosofía que no hiciera reír podía ser verdadera. Es una forma de expresar que cualquier filosofía que esté lejos de la alegría de vivir no puede ser cierta. Así también, cualquier esfuerzo por lograr algo que nos impida sonreír no es un objetivo verdaderamente válido. Por ejemplo, parece que dejar de fumar no nos da motivos para sonreír. Pero al cabo de poco tiempo, viendo la piel del rostro más luminosa, el aliento más fresco, sintiendo una mayor capacidad pulmonar, etc., enseguida vemos grandes y mayores motivos para sonreír que para sostener el cigarrillo entre los dedos. No hay mayor alegría que la justicia hacia uno mismo.

La alegría también debe acompañar a la fuerza pasiva. Imagínate por un momento estar en una cárcel, a la manera de Kafka, sin motivo, sin proceso, allí encerrado sin más. Es lo que hay y no hay escapatoria. Lo sabio es aprovechar la biblioteca, el gimnasio y los talleres para aprender en esta nueva vida que demanda de ti toda la fuerza pasiva.

Amor

El amor no es solo un sentimiento, es también una cualidad ética. De hecho, el amor sin la ética no es amor, es otra cosa… Es como el conejo de Dalí. No sé si conocerás la historia. Cuenta la leyenda que Dalí tenía un conejito al que quería mucho, y un día lo buscó inútilmente. ¿Había desaparecido? ¿Se había escapado? Entonces Gala se lo sirvió para cenar, y le dijo: «Lo quieres tanto que es mejor que lo tengas dentro de ti». Dudo de la veracidad de esta historia, Gala me parece demasiado inteligente para ser cruel, pero es un cuento que me sirve para demostrar la diferencia entre el canibalismo y el amor. No hay amor cruel, hay crueldad y aparte está el amor, el amor no hace daño, porque si hace daño no es amor, no hay amor egoísta, hay egoísmo y luego está el amor, no hay amores que matan, hay gente que mata y gente que quiere. El amor y el hacer el bien al otro es indisoluble. Es como si me dijeras que hay madres que son nietas de sus hijos, pues no, o son madres de sus hijos o son nietas de sus abuelos. O lo uno o lo otro, es como el estar un poco embarazada.

Claro que no es fácil amar. Evidentemente, no siempre acertamos, no siempre nos sonríe la fortuna… a veces fracasamos, tenemos un mal día, momentos pésimos, decimos cosas que no son ciertas o que no son justas, tratamos a alguien con desconsideración, no somos perfectos; en ningún pasaje de este libro se ha dicho que el camino hacia la nobleza sea un camino para lograr ser perfectos. Sin embargo, la cuestión no es si puntualmente estamos a la altura de nuestro amor, sino si en general, como norma, como camino señalado —al que sabemos regresar—, somos personas con ganas de aprender y ser mejores y, en general, procuramos hacer el bien a las personas, aunque no siempre lo consigamos. Esto es el amor, lo otro sería la infalibilidad, y sería mejor ser amados por robots.

Hay sentimientos (llámalos interés, fascinación, enamoramiento, encandilamiento) que son una invitación a amar. Es como si te pasaran una tarjeta que dijera «por favor, visite nuestra magnífica casa», y solo cuando aceptas la invitación ves si la casa era de veras tan bonita como prometía la tarjeta. La casa, por supuesto, es el alma del otro, y para amar debemos llegar a la casa del otro. Hay personas a las que no es posible amar, como hay casas que no son habitables. Este es el origen de muchas desgracias. Querer vivir en casas con aluminosis y con los cimientos destrozados. Son inhabitables, y tú no puedes construir o reconstruir el alma de nadie, este es un trabajo que, como ya se ha mencionado en este libro, es personal e indelegable, no puedes traspasar a nadie tu propia responsabilidad de vivir.

Nosotros no somos dioses que juzgamos la calidad del alma de los otros porque estamos más allá del bien y del mal. Esto es lo que le pasó —a mi entender— a la malinterpretada psicoterapeuta Marie-France Hirigoyen con su magnífico libro el *Acoso moral*, que en una segunda edición tuvo que insistir en que no todo es acoso, que mucha gente acusa a los demás de acosadores cuando no es así. Ocurre también con el amor tóxico, mucha gente juzga como tóxico a todo el mundo, sin darse cuenta de que tal vez el gran tóxico es él mismo. Es propio de almas pequeñas y mezquinas proyectar los propios defectos en los demás.

Para llegar al amor, no a todo lo que se llama amor sin serlo (como la utilización, el consumo de personas), debe hacerse el doble movimiento consciente y esforzado de ser uno mismo digno de ser amado y de encontrar a alguien que sea digno de ser querido.

Entonces y solo entonces, el amor es el encuentro entre personas nobles que quieren hacerse mutuamente el bien. Porque, como dice Aristóteles, las personas nobles desean favorecerse mutuamente, e insiste en que quienes no son nobles se caracterizan por aceptar de buena gana todos los beneficios de una relación pero se apartan cuando deben beneficiar a alguien porque consideran eso improductivo. Así pues, quien cree que se empobrece amando no es noble.

Siguiendo las características del amor tal y como las entiende Aristóteles y que compartimos en este libro, el amor como proyecto de vida, tiene entre otras las siguientes características:

- Para amar es necesario amarse a uno mismo, es un sentimiento de doble dirección.
- Amarse significa saber estar bien solo, disfrutar de tu propia compañía (en esto la cultura es la mejor y más elevada aliada).
- Para amar hay que tener un carácter fuerte, si uno se sabe no amado no debe permitirse ser esclavo de un sentimiento de algo que no es amor. Porque el amor siempre necesita correspondencia.
- Amar siempre es una actividad intensa.
- Una persona noble siempre necesita personas de su misma categoría humana.

- El amor es vivencia, compartir, intercambio de palabras e ideas.

- Es muy difícil un amor tan ideal como el encuentro de personas nobles que se hacen mutuamente el bien, pues uno nunca acaba de ser noblemente perfecto, pero entre la perfección y una relación que no hay por dónde cogerla hay una diferencia. Ser noble es estar en el camino, es caminar en una dirección de ser.

Necesitamos amor, una vida humana es impracticable sin amor, sin sentirnos queridos, protegidos, aceptados. Enfermos, el amor es lo único que sigue dando sentido a la vida. No desaproveches ninguna de las oportunidades que tengas para amar. El amor es el motor de la existencia.

Necesitamos amor porque es físicamente indispensable. Una historia triste y por desgracia común es la de una conocida mía que acogió a un cachorro, lo puso en el jardín, solo, y enfermó enseguida. No era una cuestión climática ni de falta de alimentos o agua, se trataba de falta de amor. Lo necesitamos orgánicamente, no solo como un proyecto vital o una idea que proyectemos. Es una necesidad física.

Vivimos en una sociedad enferma cuando trabajamos en un entorno competitivo, sin cariño, sin consideración, sin ternura ni dulzura. Parece cursi, pero así nos va; no hay error más garrafal para una sociedad que considerar el amor como algo accesorio. Prefiero morir en una cabaña con el cariño de los míos, que en un palacio sola.

Sentir que somos queridos por lo que somos —y siempre valemos lo que valemos, al margen de las riquezas y la enfermedad— es algo esencial para respirar. Sentir que te cuidan no porque deban cumplir una obligación, ni porque cobren un sueldo por hacerlo, ni porque tengas una suculenta herencia es importantísimo. Cuando alguien te quiere y te cuida, hace que sientas que para él o ella es un privilegio poder cuidarte, que poder cuidar a alguien a quien quieres es una de las actividades más nobles y bellas que pueden llevarse a cabo. Y eso es así aunque haya un mal día o un momento de crispación o cansancio.

Es algo atávico, primitivo, de esencia. Cuando alguien está enfermo necesita la seguridad, epidérmica, física, que le proporciona su manada. No sentirse abandonado a la intemperie del mundo, no ser la abuela de la leyenda esquimal que es abandonada en la nieve a su suerte. No sé si conoces esta terrible historia de los viejos abandonados en la nieve cuando caminan lentamente. Estoy segura de que no están moribundos, pero al ser abandonados mueren enseguida. Dejar morir a alguien en una sociedad primitiva que lucha por sobrevivir en condiciones que la ponen al límite de las fuerzas humanas me parece de una despiadada pero necesaria lógica absoluta. Pero en la sociedad de la abundancia, de la comunicación, de la democracia... Que en nuestras ciudades haya ancianos que puedan morir solos y ser descubiertos días más tarde por el hedor de su habitáculo me parece terrible; no es lo mismo la muerte que la muerte en la soledad y el dolor.

Así pues, ama siempre que te sea posible amar; es decir, siempre que la otra persona valga el amor que le des. No pretendas amar a cualquier precio y trabaja por que tu amor valga la pena, por que ser amado por ti valga la pena. ¿Cómo puede el amor de alguien valer la pena? Correspondiendo a una persona que se ha trabajado a sí misma, alguien que trabaja por ser noble. Y ya sabes que la nobleza está hecha de muchos elementos, algunos de los cuales se mencionan en este libro y otros los descubrirás tú mismo o ya hace tiempo que los conoces. La pregunta siempre es la misma: ¿cómo puedo responder de la forma más noble posible en este momento y circunstancia que estoy viviendo?

El amor significa ser capaz de luchar con amor y también capaz de aceptar con amor. El amor es lo que mueve el sol y las estrellas, como escribió Dante, y también es el amor el que aceptará que un día, dentro de muchos años, el sol se apague.

Intensidad

Aristóteles dice que amar siempre es una actividad intensa, pues la persona noble prefiere gozar con intensidad menos tiempo que gozar indiferentemente durante años; que prefiere vivir con nobleza un año que muchos de cualquier manera, y prefiere pocas acciones grandes a miles de insignificantes. En efecto, cuando alguien trabaja intensamente para ser noble entiende que hay vivencias, relaciones y experiencias que son de baja estofa para su vida. Vivencias que están por debajo de su dignidad. Así que, cuando se trata de vivencias opcionales, elige serenamente no vivirlas. No a la indiferencia, a algo de cualquier manera, a la insignificancia. Estar en el camino de la nobleza y estar enfermo es la fórmula para aplicar la intensidad siempre y a todas horas.

Estar enfermo es como llegar a la edad madura de repente. Uno se da cuenta entonces de que la vida va en serio y de que esto tiene un tiempo limitado, así que nada de desgastarse en relaciones, experiencias, vivencias opcionales que no enriquezcan ni lleven a un estado de mayor plenitud.

La intensidad es vivir la grandeza. La grandeza de una operación difícil, sin caer en la desesperación, sabiendo que puede mejorar la propia vida. La grandeza de salir a caminar cada día, a pesar de los dolores, las dificultades y el cansancio, cuando se sabe que es positivo para la propia salud. La intensidad es un no conformarse con menos, es un no querer vivir de cualquier manera.

Serenidad

Dicen que solo hay que tener miedo del miedo, pero la verdad es que con la enfermedad, igual que con el dolor, llega un nuevo miedo, más grande, más profundo, más oscuro, que disipa como un huracán las pequeñas nubes del cielo. Los miedos anteriores los miramos entonces con ternura, como si nos recordásemos a nosotros mismos de niños teniendo miedo a la oscuridad con la habitación de los padres tan cerca. El miedo puede ser al dolor físico o al espiritual, a la vida que nos queda por vivir y que nos puede ser arrebatada. Pero no se puede morir antes de tiempo. Vivir con pánico es no vivir, así que, precisamente, por la intensidad aludida en el apartado anterior, es necesario hacerse crecer la cualidad ética de la serenidad a través de la paradoja samurái:

Cuentan que, en épocas de paz, los samuráis cultivaban bellas artes del espíritu. Se entregaban con pasión a la caligrafía, a la poesía de los haikus, a la maravilla de los cerezos en flor, al paisaje que embarga y eleva; amaban como nunca la vida y, paradoja, a la vez debían aprender a entregarla como un pájaro que se libera al abrir la mano. Eran capaces de vivir tan intensa y plenamente y a la vez de entregar su vida en combate en cualquier momento. Albert Camus se refería a vivir con la divina disponibilidad del condenado a muerte.

Por supuesto, este es un nivel elevado de nobleza. Lo fácil es odiar la vida y desear casi desprenderse de ella, o amarla hasta el punto de ser incapaz de dejarla ir por desesperada avaricia. La vida no nos la hemos ganado, nos ha sido dada. Algo o alguien nos la dio, aparecimos vivos el día de nuestro nacimiento, sin opción, decisión ni voluntad; apareceremos muertos el día de nuestra muerte. No tenemos la vida, pertenecemos a ella solo durante un tiempo.

Así que imagínate a dos samuráis, con su moño, su hatana negra —aquella especie de falda plisada—, su kimono blanco, su preciosa katana, en un jardín zen, con arena, rocas, bonsáis, cerezos, e imagínate espacios bellos, hechos de madera y bambú, fuentes, un lago, bosques de arces rojos, montañas nevadas a lo lejos, una belleza radiante y serena que lo envuelve todo. Uno de los dos samuráis está leyendo poesía mientras saborea un exquisito té matcha, mientras tanto, el otro está temblando porque esto, todo esto, acabará algún día, vendrá una batalla, una herida mal curada, la vejez, la enfermedad, la muerte… y vive en el paraíso temblando.

Se puede escoger una actitud u otra incluso si eres aprensivo, temeroso, anticipatorio… En el jardín japonés, uno ha escogido el camino de la nobleza o, lo que es lo mismo, uno de los dos ha escogido vivir.

Los dos samuráis, tanto el lector de poesía como el desesperado que tiembla, ignora cuándo llegará su hora, pero lo que sí sabe el noble es que ese día, el día presente, con toda su belleza y plenitud, ya no regresará jamás. Cada mañana nacemos, cada noche morimos; al acostarnos, preguntémonos si hemos vivido.

La serenidad se parece un poco a la humildad. El vivir lo que toca con mirada profunda y elevada es no ser reactivo, sino decir, notar la fuerza de la reacción y esperar para dar la mejor respuesta. No ser reactivo significa no ser como un piano, que responde mecánicamente, sin filtros, a cada tecla que se pulsa. Es no perder los papeles, no encolerizarse ni paralizarse, es decidir. Y para decidir es imprescindible una cierta distancia para dar la mejor respuesta.

Superación

Es evidente que vivir enfermo significa tener objetivos, los tienes más claros y más delimitados que nunca, tienes objetivos verdaderos, esenciales, y por ello trabajas su favor siempre que puedes y por poco que te sea posible.

Superarte significa saber que tienes una capacidad, una posibilidad y una necesidad que, juntas, fructifican en un resultado mejor que la situación previa.

Es cierto que, incluso sanas, muchas personas prefieren no tener objetivos. «Qué importa, estoy enfermo, no lo voy a lograr». Es lo que hubiera podido pensar Vinny Paz cuando se rompió el cuello, podría haber pensado que todo había acabado, pero con fuerza de voluntad volvió a subir al ring en contra de todos los pronósticos médicos. Evidentemente, este luchador que ahora es un héroe y su historia inspira exitosas películas podría haber tenido un trágico final. Nadie cuenta la increíble historia de superación de Franz Reichelt, que con su asombroso valor y tesón construyó unas alas para volar saltando desde la torre Eiffel, porque se estrelló contra el duro suelo. No todo es cuestión de coraje. Mejorar sin olvidarnos de vivir, del placer de existir. No hay nadie más triste que un ser contando calorías y corriendo en una cinta pasándolo de pena como si la delgadez fuera la meta de la felicidad. Come, vive, ama, respira, siente, degusta… Ser un sibarita de la vida, una persona que celebra la existencia, es posible creando metas de satisfacción y alegría.

Sencillez

Vivimos en un mundo abarrotado, saturado de estímulos. Mira una mansión de miles de hectáreas de las personas más ricas. No pueden estar en todas partes, solo pueden ocupar una silla, no pueden estar en el jardín y en el salón al mismo tiempo, ni observar un árbol sin ignorar el resto. La mayoría de las personas tenemos muchas más cosas de las que podemos atender y aprovechar. Deberíamos ser más humildes, pues nos servimos de recursos que responden a proyecciones de nuestra mente y no a nuestras posibilidades reales. Por ejemplo, es absurdo proveernos de un violín Stradivarius, valorado en dos millones y medio aproximadamente, cuando se ha comprobado empíricamente que ni los más expertos pueden distinguir su sonido del de los otros violines. No vale la pena tener la nueva pantalla de no sé cuántos píxeles y millones de colores cuando el ojo humano hace tiempo que es incapaz de distinguirlos.

La sencillez es hacer el mundo diáfano para que pueda ser profundo. La enfermedad es una oportunidad única para ser sencillos. La vida se simplifica mucho, uno es un superviviente, un sobreviviente, alguien que avanza día a día en su tiempo con las dificultades que supone que su soporte para la vida, su cuerpo, no esté en plenas facultades.

Tener las fuerzas limitadas conlleva tener que aprender a hacer de la necesidad virtud, que en la propia vida solo ocupe espacio aquello que merezca estar. Es como hacer una larga caminata: uno quiere ir ligero de equipaje para no agotarse prematuramente.

Cuando uno está enfermo prefiere lo claro y directo a lo enrevesado, lo coherente a lo rocambolesco, lo diáfano a lo enmarañado, las paces a las rencillas. Están en la propia vida los elementos y las personas importantes e indispensables, no se pierde el tiempo en todo lo que sea confuso o indiscernible porque se aprende a ver, y solo se pueden ver y distinguir los elementos en los paisajes abiertos en que los elementos sean identificables y claros.

La sencillez tiene raíces que se entrelazan con la alegría, porque es despreocupada y tranquila. La enfermedad puede ser un problema enorme, pero es real y claro; por ello se rechazan instintivamente todo lo que son falsos problemas que no respetan la lógica elemental.

Docilidad

La humildad y la prudencia —saber quién somos, dónde estamos y la escasa incidencia en dominar el propio BIOS— nos hace ser dóciles con nuestro propio presente y destino. Dóciles y a la vez rebeldes. Llenos de resistencia en las injusticias, en aquello que es insufrible. Hay tantas cosas que son insoportables, imperdonables, que no estamos dispuestos a vivir; pero las leyes de la propia vida son ineludibles.

¿Cómo practicar la docilidad? Disminuyendo el ego. Un ego preeminente, invencible, que vive la fragilidad como si de un fracaso se tratara. Podemos acercarnos a la docilidad si nos entendemos como parte de un todo, de un todo que nos acoge e incluye, de un yo que se diluye y trasciende. La docilidad consiste en soltar las riendas cuando uno va a lomos de un Pegaso cabalgando por la Vía Láctea. La situación te supera, así que solo puedes entregarte a la vivencia. La docilidad es un librarse, darse sin expectativas ni garantías de resultados. En el fondo, es un acto de amor a la vida, de confianza y entrega. Amamos la vida, con sus propias leyes, ritmos y razones —tal vez ajenas a las nuestras, a nuestra razón individual y concreta—, así que en este acto de amor renunciamos a la lucha, a la violencia. Sin agitación ni impaciencia.

Y no solo somos dóciles con la propia vida, sino con los medios que nos ofrecemos. Con la medicina, los tratamientos, los hábitos de vida, los objetivos autopropuestos, nuestro camino de vida, nuestro camino de nobleza. De este modo la docilidad se conecta con el respeto, la protección y la benevolencia, pues renunciamos a practicar el terrorismo o el autosabotaje; uno se deja llevar por lo que le trasciende (las leyes de la vida) y por las decisiones tomadas (se es fiel, obediente, dócil a la propia voluntad).

La docilidad no significa ser servil, extremadamente solícito y apocado. Es vivir desde el centro de uno mismo, manteniendo buenas relaciones con el propio ser y la realidad, colaborando dócilmente con el destino y no echando a perder lo que uno quiere por lo que desea en momentos puntuales.

Pureza y buena fe

Cuentan que, en la India, algunos hombres pasan la mitad de su vida acumulando bienes y a una determinada edad se convierten en trotamundos sin pertenencias. Esta historia nos conecta con una cierta verdad, la vida en dos movimientos: una para acumular, la otra para irnos desprendiendo de lo accesorio hasta desnudarnos y llegar a lo esencial. Una parte de la vida para fortalecer un ego fuerte y seguro, capaz de gestionar los retos y las oposiciones (y las injusticias), y una segunda fase en la que el ego deja atrás la arrogancia, la necesidad de reconocimiento y adulación. Un ego que se desprende de sí mismo, que se comprende como parte de un todo y cuyo miedo a desaparecer disminuye. Nos sentimos parte de algo más, sabemos que seguimos estando, que fuimos como un destello de luz en una noche llena de estrellas.

La enfermedad es una ocasión para limpiar el corazón y el tiempo. Nos acerca a la inocencia y a una mirada asombrada, capaz de estremecerse ante la luz del amanecer o descubriendo un pájaro en la repisa de la ventana del hospital. Una ocasión para vivir con los ojos abiertos, con una nueva fidelidad a uno mismo, sin duplicidad, sin pensar una cosa y hacer otra distinta.

Una nueva limpieza que llega a cada parte de nuestro ser: el cuerpo, la ropa, nuevos alimentos más sanos, limpios y beneficiosos. Pensamientos claros, limpios, que en nada se asemejan a pensamientos obsesivos y reconcentrados. Una nueva inocencia que implica otra forma de ser niño, un niño que juega lleno de asombro y que tiene la experiencia de la edad; y, si bien no es la edad cronológica, del tiempo, viene a ser lo mismo: la de la enfermedad. La enfermedad supone una nueva madurez jamás imaginada.

Compasión

Compasión es comprender y preocuparse por alguien que está pasándolo mal, es decir, comprenderte y preocuparse por ti y por todos los que comprenden, viven y se preocupan por tu enfermedad. No me refiero a los amigos que mandan un mensaje al móvil con un «¿cómo estás?» y que solo requieren el esfuerzo de explicarte.

La compasión te impulsa a ser un verdadero apoyo para ti mismo, a rodearte de lo mejor siempre: personas, momentos, vivencias y experiencias. Porque realmente te preocupas y comprendes a quien lo pasa mal. Por ello, trato de ayudar a quien pueda estar sufriendo mi enfermedad y, en mi cuenta de Instagram, cuelgo fotos mías en excursiones, en la playa, en mi casa haciendo actividades placenteras con HAP, porque en una ocasión comprobé, desolada, que la inmensa mayoría eran fotos de personas gravemente enfermas y hospitalizadas. Quería ofrecerles ejemplos positivos. Hoy recibo mensajes de muchos lugares, y puedo ofrecer mi experiencia, apoyo y ánimos a mucha gente que sufre. También puedo dar charlas en hospitales y en asociaciones de enfermos.

La compasión es en primer lugar hacia ti mismo, debes perdonarte hayas hecho lo que hayas hecho, pero no debes perdonar ni olvidar el daño que te han infligido otros, porque en el amor la compasión puede ser tu condena; por culpa de ella, la pureza y la generosidad pueden convertirte en víctima de una relación que solo te hace daño o te utiliza. Puedes instrumentalizarte en relaciones que no valen la pena porque no hay verdadero cariño.

Esperanza

La esperanza es prescriptiva cuando estás enfermo. Es una cierta fe en el propio destino, y con este programa vital se tiene esta fe porque la principal misión vital se está cumpliendo. Por ello, se tiene el convencimiento, aunque indemostrable, de que mucho de lo que está por llegar valdrá la pena. Tú harás que valga la pena. Con tus conocimientos, manera de ser, forma de enfrentarte a los problemas, al intentar ofrecer tu máxima bondad, convocarás también la bondad del mundo. Sientes que, pese a estar enfermo, tu persona avanza, mejora, dispones de más recursos personales y, por tanto, más posibilidades vitales; las antiguas prisiones se han abierto y disfrutas de un paisaje inmenso.

Eres una persona única, eres mucho más que una enfermedad, eres una obra de orfebrería que ha tejido el bordado de tu alma de talentos, capacidades, posibilidades y limitaciones.

Ya tienes la mitad del camino recorrido si juegas a tu favor. Yo tengo fe en que la ciencia avance, que se invierta en mi enfermedad, que se consigan nuevos tratamientos, que mi actitud física y mental estabilice mi enfermedad. La comunidad médica, hoy por hoy, aún no ha encontrado una solución definitiva. Así que diría que estoy luchando contra un imposible, pero viendo compañeros de fatigas con el mismo diagnóstico que yo, saliendo y entrando continuamente del hospital, presenciando con un golpe en el corazón cómo algunos del grupo ya nos han dejado... nos hacemos conscientes de que el pronóstico no es bueno, pero que hoy, esta mañana, he desayunado pan casero con germinados y aguacate y aceite de oliva dorado. Que he hecho una buena sesión de marcha nórdica por el parque natural, que me he pasado la mañana haciendo actividades enriquecedoras y bellas, como pintar. Mi hoy desafía lleno de esperanzas mi mañana.

Voluntad

Terminamos esta sección de cualidades éticas sabiendo que hay más y que puedes pensar y añadir otras desarrolladas y pensadas por ti. La templanza, el no criticar absurdamente a los demás, el no compararte con nadie, el no competir y escoger mejorar, el no necesitar destacar ni obtener a todas horas reconocimiento, el que no requieras que te compadezcan para sacar provecho de las situaciones, el no evitar por todos los medios que nada enturbie tu tranquilidad aunque sea por buenas razones, el implicarte en causas solidarias, el desarrollarte en todo aquello que siempre has querido sacar adelante... Solo tú puedes dibujar un mapa de tu corazón y ver qué colores y formas le faltan.

Por último, añadiré que tal vez sea la cualidad más orientada hacia el mundo, y que la voluntad es una de las claves de un tipo de éxito (tenemos muchos éxitos, uno de los cuales, como hemos mencionado, es el aceptar serenamente y con los brazos abiertos la realidad que nos acoge y nos incluye). La voluntad es el arma más poderosa que existe para conseguir todo aquello que requiere tu esfuerzo para hacerse realidad. La voluntad es una medicina que necesita su tiempo para actuar, un tiempo constante sin idas ni venidas; de nada sirve un mes sin probar el alcohol si al cabo de treinta y dos días coges una gran borrachera.

La voluntad es una fuerza contraria a muchos defectos del alma, como la indiferencia, la tristeza, el no saber qué se quiere... Es tener un objetivo, un porqué, una meta y persistir en ella.

La voluntad es la certeza de que hay cosas que de verdad se quieren y se pueden hacer. La voluntad nos acerca a alcanzar lo que queremos del mundo. Es sobre todo una fuerza potente, de seguridad y riesgo.

FINALMENTE, EL MUNDO

Introducción

Separar el yo del mundo es una entelequia. Como somos es lo que damos al mundo, y lo que recibimos de él es lo que nos conforma. Es como pretender separar el sistema nervioso del circulatorio: uno no puede funcionar sin el otro. Para cada vida es un mismo movimiento y fuerza que se desarrollan y entremezclan en una sola y única existencia. A pesar de todo, y solo como instrumento metodológico (nuestra mente divide y etiqueta lo que se halla unido en su esencia), destacaré algunos elementos que considero fundamentales para la configuración de esa vida con sentido enfocada en el mundo.

Los apartados que abordaremos en esta última fase son:

+ La cultura.
+ Acercarnos a lo que amamos.
+ Aceptar lo que no se puede cambiar.
+ Disfrutar.

La cultura

En primer lugar, mis disculpas por este apartado. Nada más desafortunado que ofrecer una sección de la importancia de la cultura a alguien que está leyendo un libro, y que probablemente tenga una interesante y profunda vida cultural. Presuponer que puedo descubrirte la cultura me convierte de inmediato en una incauta con pretensiones, en una esnob de pacotilla. Perdona. En mi defensa alegaré que añadir este apartado es imprescindible, pues es uno de los caminos más importantes para llegar a la nobleza. Considéralo un listado que conoces de sobra y que no necesitas, y que está aquí porque no podía obviarlo. Es un ingrediente esencial para esta felicidad elevada, en la enfermedad, que hemos diseñado.

No me limitaré a definir la cultura como todo aquello que enriquece, que impulsa la vida. Es decir, la cultura como lo opuesto a la barbarie, que sería un yo confinado en una caverna. El mito de la caverna de Platón es un buen símil: vivir en una caverna, llena de luces, hoy de neón, de píxeles, de imágenes de la publicidad, de la intimidad exhibida en las redes… la cultura como antídoto de la banalidad. Una cultura que tiene que ver con lo que en francés se denomina *l'esprit*, o como decía Kant: «La cultura es el valor de conocer tu propia razón». Quien se adentra en la cultura se conoce mejor a sí mismo y al mundo; «cultura es la producción en un ser racional de una aptitud destinada a cualquier fin de la propia elección», decía también Kant, y en consecuencia la cultura es la posibilidad de ser en libertad. La cultura que va unida a libertad, emancipación e ilustración. La cultura es una forma de salir del propio yo para regresar a él más sabio y mejor. La cultura, hoy, está devaluada. Pero puedes aprovechar las posibilidades de un mundo repleto de caminos transitables. Leer, hoy, es más fácil que nunca. Bibliotecas en cada barrio y precio de libros de segunda mano prácticamente a peso, ofertas de abonos teatrales que casi salen como una entrada de cine, continuas propuestas culturales de visitas, conferencias y charlas. Nunca había sido tan fácil, barato y posible acceder a la cultura. La cultura no es un tostón para ser un sabelotodo, un erudito que se vanagloria de su saber (este es solo un ignorante con cultura, o un imbécil con títulos). La cultura es la consecuencia de una persona con curiosidad e intereses. Si ya tienes una relación personal y apasionada con la cultura, esta sección te sobra, pero si siempre has deseado disponer de más tiempo para ir mucho más allá de los pasatiempos o de los entretenimientos, si quieres una forma de vivir intensamente la vida, con proyectos apasionantes, de los que saldrás transformado, la cultura y todas sus posibilidades te están esperando.

¿Te gusta la música? La cultura es aprender a tocar un instrumento y adentrarte en la historia de la música.

¿Te gustan los idiomas? La cultura es aprender un idioma y adentrarse en la historia, el arte y la literatura de los países en que se habla.

Los saberes culturales son tantos y tan diversos que seguro que existe el tuyo.

La cultura no es un saber pasivo que se encuentre en los libros y consista en una memorización, es comprender. Es creatividad, hay cultura en aprender a pintar y en visitar museos o leer diferentes historias del arte.

La cultura es el mejor trabajo del mundo porque repercute en uno mismo. La cultura es una oportunidad de mejorar y crecer.

No tiene nada que ver un enfermo con o sin cultura, un jubilado con o sin cultura, y cualquier persona, sea cuál sea su circunstancia, con o sin cultura.

La cultura, unida a una dimensión ética, al autoconocimiento y la madurez personal convierte a la persona en definitivamente interesante porque esa persona es alguien lleno de intereses y profundidades. Una persona culta sin bondad es solo un mal bicho vestido de etiqueta; y por mucho que aprenda no entenderá jamás de qué va la vida; una persona buena sin cultura tiene lo más fundamental pero no será más de lo que es; una persona culta puede ser de forma simple e inocente buena, pero una persona buena sin cultura no podrá tener los referentes ni los conocimientos de la primera.

Tener relación con la cultura es ser libre, porque siempre se tienen cosas interesantes para hacer, siempre se tiene un mundo interior al cual recurrir. La soledad con o sin cultura tampoco tiene nada que ver.

La cultura no cotiza, a diferencia de comprarte el último modelo de Smartphone, así que no encontrarás muchos estímulos para desarrollar en ti la cultura. Al consumismo la cultura no le interesa mucho. Le interesan las novedades, los nuevos artefactos o las nuevas versiones. No le interesa porque la cultura es, sobre todo, una actividad autodidacta y ni siquiera depende de las altas tasas de una educación superior que cada vez se parece más a un negocio que a un templo para el conocimiento humano. No encontrarás muchos anuncios para que descubras las mejores obras de la literatura universal porque para hacerlo basta con un carnet de préstamo bibliotecario que es gratuito. Pero la cultura es una de las mejores inversiones que puedes hacer con tu tiempo, un tiempo siempre limitado y que es tu mejor tesoro, porque es lo único que tienes. Tiempo, no tienes nada más, así que vale la pena decidir en qué vas a invertirlo porque no podrás conservarlo. A cada día que pase, pagarás tus veinticuatro horas de vida.

La cultura te hace feliz porque es un tiempo lleno de placeres, positivo, que enriquece el alma, que te llena de emociones al descubrir y comprender.

Y hay muchas cosas que sin cultura no se pueden comprender. Puedes pagarte hoy mismo un lujoso viaje a Praga, pero no será lo mismo sin haber leído a Kafka o conocer la pintura de Alfons Mucha. No es lo mismo tomarse un té en el Ritz de París sabiendo que sus salones acogieron a Proust, Hemingway, Scott Fitzgerald que tomártelo sin saberlo, y no se puede entender la emoción de esta frase sin haberlos leído.

Y la cultura, además, sí da la felicidad, mejora la salud, la autoestima, mejora el bienestar personal, disminuye la depresión y la ansiedad. Numerosos estudios universitarios lo avalan. Pero como con todas las cosas importantes en el mundo, te recomiendo que lo utilices como un fin en ellos mismos y no como un medio.

El amor, la cultura y todo lo que importa no debería ser un medio, sino un fin en sí mismo; la meditación, tampoco, ni la dieta ni el gimnasio. Uno debería comer como uno desea, y, por equilibrio personal y sano amor propio, debería desear lo más sano y beneficioso.

Intentaré explicar mejor la distinción entre un fin y un medio. Hay un relato que me encanta, escrito por J. M. Coetzee, que se encuentra en el libro *Elizabeth Costello*, que si no has leído te lo recomiendo sinceramente. Es tan conmovedor como indignante. Se supone que el texto está escrito por un chimpancé que es maltratado para estimular su inteligencia. Para que tenga más ganas de resolver problemas, lo dejan sin comida. El chimpancé, mucho más sensible, inteligente y profundo que el investigador, se pregunta qué extrañamente vincula el castigo con tener que resolver problemas lógicos. El lector termina por preguntarse por qué el investigador es tan imbécil (de *in-baculus*, personas que van con bastón mental) que no entiende que con ternura, afecto y simpatía el sabio chimpancé se sentiría más estimulado a complacer, a resolver y a hacer. En este caso —y en la casi totalidad de los experimentos con animales—, la ciencia se basa en una lógica que se convierte en absurda por su falta de empatía, como si los seres vivos fueran electrones o trozos de acero inoxidable. Descartes y su lógica sin alma nos ha dañado porque seguimos midiendo, ciegos a las evidencias.

No es lo mismo querer a alguien que utilizar su cuerpo, no es lo mismo querer a un animal que utilizarlo, no es lo mismo crecer, disfrutar y entregarse a la cultura que utilizarla para hacerse el interesante o exprimirla como fuente de salud y felicidad. En unos casos se trata de un acto de amor, en otros en ser un «ejecutivo agresivo» aplicado a las artes de la vida.

La cultura también es la creatividad. Cualquiera a quien le guste pintar siente interés en las grandes obras de arte; seguro que a quien le guste cantar o tocar un instrumento tiene afán por conocer la historia de la música; no hay actor amateur al que no le guste ir a ver obras de teatro o leer a los grandes clásicos. La cultura es tao, porque requiere apertura, una apertura curiosa, lúdica y divertida. No es erudición rígida, no se pretende pontificar ni tener la última palabra ni querer saber más que nadie, es fluir, es flotar, es vivir arrastrado por una de las aguas más bellas de la vida. Porque en la vida hay diferentes aguas, las de la enfermedad son cenagosas y misteriosas, a veces dolorosas, y las de la cultura son bellas y sanadoras, como si estuvieran cubiertas de miles de destellos del sol y su elevado índice de salinidad impidiera el ahogo.

La cultura es la capacidad de crearse el propio espacio mágico. Como tener un huerto (cultura de *cultivare*) en el que se decide qué crecerá. Estar en contacto con la cultura significa escoger que se impulse de ti la información, el discernimiento, la creatividad, el pensamiento crítico. Es un espacio de creatividad y libertad. Todo se une; si antes afirmaba que la ética es ser real, la cultura es ser verdad. Evidentemente, alguien ético, que procura su propio bien, desea mejorar en los ámbitos que le propone la cultura y la creatividad. Ser artífices, creadores, de una parcela de realidad.

Y a partir de aquí vamos a tratar de obtener todo aquello que amemos y éticamente creamos que nos merecemos; o si no es posible, aceptarlo con un sincero y reconfortante abrazo (es otra forma de ganar, el abandonar la lucha).

Así que ahora entramos en la siguiente parte del libro: conseguir (o aceptar) objetivos, pero primero debemos creer en nosotros mismos.

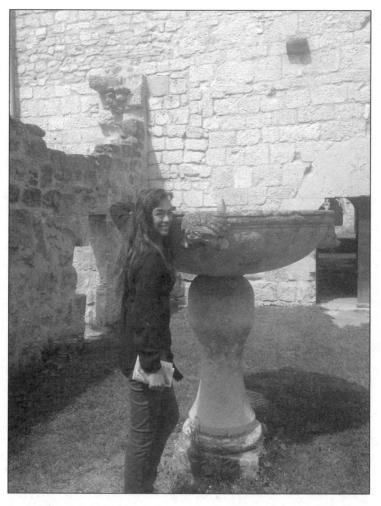

Visitando el monasterio de Santa María de Iranzu en Navarra. Agosto 2017.

Estar convencido de que hay cosas que se quieren y pueden hacer

||||||||||||||||||||||||||||||||||||||||||||||||||||||||||||||||||||||||||||||||||||

Lo más hermoso es lo más justo; lo mejor, la salud; pero lo más agradable es lograr lo que uno ama.

Inscripción de Delos

La vida está llena de momentos y no de estados.

A veces me siento cansada, no puedo hacer nada y me quedo literalmente traspuesta. Ante esta situación puedo decirte que estoy tan hecha polvo que no he podido moverme de la cama, o puedo contarte que hoy he disfrutado de una agradable y larga siesta, que al levantarme me he tomado un café y a continuación he leído un buen libro.

Puedo explicarte que yo hacía entre tres y seis horas de ejercicio diario y que ahora, sin poder ir a correr, nadar ni hacer mis sesiones de gimnasia, me siento una mujer sin energía. O puedo decirte que estoy entusiasmada porque he aprendido a hacer ejercicios en casa, que estoy inventando un sistema de pilates con ejercicios de yoga y meditación que he titulado Flowing Health y que espero poderte ofrecer unas tablas de ejercicios al final de este libro para compartirlo contigo.

Puedo decirte que mi vida profesional ha terminado o explicarte lo afortunada que soy, que mientras todo el mundo va arriba y abajo, corriendo para ir no se sabe dónde, yo trabajo para mí misma descubriendo la cultura y las artes con la mirada ilusionada de un niño.

Para vivir tenemos que distinguir el problema (la enfermedad) de las dificultades que surjan.

¿En qué se traduce el no añadir sufrimiento al dolor? En ver la vida infinita e ilimitada en posibilidades, que siempre sigue habiendo más caminos abiertos que vías cerradas… La vida es demasiado ilimitada para que no haya un rotundo sí ante mil puertas. No encadenarse ante los noes, los imposibles siempre son innecesarios porque todo imposible es innecesario excepto vivir. Mientras haya vida, y ya no digo días buenos o perfectos, sino algunas horas buenas, seguirá habiendo mil cosas por hacer y por las que disfrutar.

> **Olvida todo lo que no puedas escoger,**
> **céntrate en lo que aún puedes hacer.**

Confiar en nuestros pasos, en nuestra capacidad de movernos y acercarnos a las cosas, a los deseos y propósitos pese a la fragilidad del suelo sobre el que caminamos. Una mirada que no es absoluta ni rígida, que no nos robotice, que no convierta nuestra vida en la de un legionario convaleciente. Suena diana, quisiera salir a correr a las cuatro de la mañana como Rocky Balboa… No, estoy hablando del tao, de fluir, de flotar, de seguir la corriente de la vida, disfrutando por el río de la vida, contemplando sus paisajes, aprovechando los nutrientes y corrientes de las diferentes aguas.

Precisamente del taoísmo surgió el Wu-wei, un concepto que combina la actividad con la relajación, una forma de hacer sin artificios ni esfuerzos extraños, como la planta crece al sol, de manera natural y orgánica. Actuar sin urgencias, sin violencia, disfrutando, atendiendo a las propias necesidades y a los imperativos de la realidad.

Decía Confucio: soy completamente libre y hago exactamente lo que se espera de mí, hago lo que quiero y actúo siguiendo las normas escrupulosamente. Este es el ideal, conseguir una acción espontánea, sin hiato entre el fin y los medios. Lo dijo Tang Lin Chi: «En el budismo no hay lugar para el esfuerzo. Compórtate con naturalidad y sin hacer nada especial. Come tu comida, defeca, orina, y cuando estés cansado, acuéstate. Los ignorantes reirán, los sabios comprenderán». Pero no solo de pan vive el hombre, así que lee, estudia un idioma, realiza tus ejercicios, pero con esta naturalidad de un esfuerzo sin esfuerzo.

Vivir enfermo y con cierto tao es hacerlo de manera no defensiva, vivir sin terror y a la intemperie, superar el ego, encontrar nuevas sabidurías, conocimientos e incluso alguna certeza dentro de la precariedad; vivir y fluir en aguas inciertas. Recobrar una cierta espontaneidad sin esforzarse en ser espontáneo. Ser uno mismo sin pretender ser auténtico.

En la cultura uno debe llegar a la materia que más le conmocione, aquella con la que le sea posible hablar, comunicarse, comprender, pero no me refiero solo al cerebro, sino también al corazón, a las entrañas, a lo más hondo de uno mismo.

Nietzsche consideraba que había tres etapas en las edades del hombre. En una primera etapa somos como camellos, cargando y cargando mil obligaciones y necesidades; la segunda etapa es la del león, que lo destruye todo: la rabia ante cómo lo someten así lo exige. Finalmente llega la fase del niño, ser de nuevo como un niño jugando en la arena. Una persona enferma no tiene la misma noción del tiempo. Vive en un presente eterno. La enfermedad es una oportunidad para llegar directamente a la última etapa, a poder vivir como niños.

La enfermedad, también la ética, se unen en este yo que es maduro y a la vez niño. La enfermedad nos dota de un cierto escepticismo y de sobrevivir a los meses y a los años, pero nos otorga la capacidad de contemplar el cambio de las estaciones como un milagro. La enfermedad nos dota de un cerebro cauteloso y de unos ojos asombrados ante el misterio.

Por tanto, lo primero que tendrías que hacer es establecer tus objetivos y prioridades.

Objetivos y prioridades

Las prioridades son aquello que no se tiene que lograr. Se ama, se prioriza. Una de mis prioridades es cuidar a las personas a las que quiero; por tanto, mi tiempo refleja esta prioridad. Les dedico horas y recursos personales. Otra de mis prioridades es cuidar de mi salud (alimentación, deporte, cuidado emocional, descanso…), mi vida y mi tiempo reflejan de manera natural y espontánea mis prioridades vitales.

Por tanto, lo primero que deberías hacer es tener claras tus prioridades vitales. Anótalas, piensa en ellas. No hace falta que hagas nada con tus prioridades vitales, limítate a llevar una vida que refleje y sea de alguna manera coherente con ellas.

La segunda cosa es establecer qué es aquello que amas y quieres conseguir. Normalmente, se trata de retos espirituales, físicos, intelectuales… No deberían ser muchos, entre tres y cinco, porque quien mucho abarca poco aprieta. Los míos serían:

- Tocar el piano.
- Dibujar y pintar.
- Apuntarme a un club de lectura y leer obras contemporáneas y clásicas.
- Estudiar inglés.
- Mantener y mejorar mi condición física en la enfermedad.

Mi objetivo también sería conseguir medicarme oralmente y poder prescindir de la máquina que me medica a diario, pero por ahora y, debido a la extrema gravedad a la que llegué, los médicos no están dispuestos a desenchufarme de ella, así que también tendré que poner en práctica mi parte de aceptación a la realidad, sin dejar de ser feliz ni de mejorar hasta que llegue el día que me liberen de ella, o no. De momento regracio cada día la existencia de esta máquina porque me mantiene con vida.

Una nueva concepción de la gestión del tiempo

||||||||||||||||||||||||||||||||||||||||||||||||||||||||||||||||||||||||||||||||

El tiempo: se acelera, se pierde, se corre tras él, en unas vidas en general ocupadas y sobreocupadas, donde la rentabilidad es un imperativo del capitalismo y en que las nuevas tecnologías parecen haber hecho del tiempo un flujo continuo en el que no hay descanso posible. Estamos conectados veinticuatro horas al día, y es necesaria la calma de encontrarnos cada uno con nuestro propio tiempo, que es nuestra propia vida. No lamentes el tiempo que tienes estando enfermo, nuestro único capital en la vida es el tiempo, así que aprovecha los días dilatados, las horas largas y el día por delante para ser, vivir y construirte a ti mismo.

Sobreabundan los libros para aprender a gestionar el tiempo, o para reflexionar sobre los nuevos usos y atributos de un tiempo nuevo, que se acelera con las nuevas tecnologías porque estamos continuamente conectados, que es un sinónimo de continuamente trabajando. Vivimos bajo el imperativo de la inmediatez: cuántos *likes*, cuántos wasaps, cuántos correos electrónicos, todo parece que deba ser visto y contestado ahora. De modo que mi primer consejo sería que no perdieras el tiempo (y por tanto la vida) en las redes sociales. Tenlas, adminístralas, y domínalas. Pero no vivas a través de ellas porque es una vida diluida y sin profundidad.

La enfermedad es una ocasión de detener el tiempo, de enfrentarse con el tiempo desnudo, sin alhajas ni ornamentos; se es tal cual, en el propio tiempo, dejando que las cosas sucedan y con la consciencia de que cada período en que uno se encuentra bien o mejor es un privilegio.

Se aprecian las actividades profundas, las relaciones auténticas, los momentos bellos, sin distraerse en nimiedades.

Cada día se nace y cada noche se muere, y en la soledad oscura de los instantes previos al sueño uno se pregunta, sinceramente, si por lo vivido hoy vale la pena haber nacido.

> **Cada día te pertenece a ti, no eres tú quien pertenece a las prisas. Celebra una nueva relación con tu tiempo, redescubre que estás hecho de tiempo y que sin tiempo nada eres.**

Hemos trabajado juntos, hemos caminado juntos, hemos aprendido a salir de la prisión de la mente esperando ser liberados entre un pasado idealizado y un futuro que no llega.

Nos hemos olvidado del pasado, de lo que pudo haber sido y no fue: el amor que no te hubiera abandonado y con quien vivirías feliz —si así fue, qué suerte has tenido de saber que no puedes contar con esa persona en los momentos duros—, los cargos que hubieras conseguido, las ideas y proyectos que hubieras realizado…

Hemos dejado de proyectar un futuro fantástico por un flamante «a partir de aquí»… Ojalá te espere la recuperación perfecta o casi perfecta, una salud óptima, o pasable, o cualquiera que sea tu estándar de calidad necesario; la cuestión es que ahora y aquí es donde realmente vives, y estando enfermo cada día puede ser diferente, imprevisible por esto mismo, para ti cada día cuenta, si cabe, aún más. Por ello, no puedes perder lo único que tienes, el presente, por un futuro hipotético.

Así que pregúntate qué es lo mejor que puedes hacer con tu tiempo ahora mismo. ¡Hay tantas cosas sublimes, maravillosas e increíbles que ni te imaginas que es posible hacer con una energía bajo mínimos! Por ejemplo, poner música relajante, incienso, velas y bañarte. Yo no puedo hacerlo pero puedo imaginarme que lo hago. Y salir del mundo, del mundanal ruido, de los tránsitos que van a ninguna parte, de las prisas sin ver ni oír la verdadera vida… Y ahí estás tú, un lunes por la tarde, de espaldas al mundo escuchando Bach. ¿Quién vive mejor? Yo no tengo muchas dudas.

> **Pregúntate diversas veces al día qué es lo mejor que puedes hacer con tu tiempo ahora mismo. Todas las demás preguntas son superfluas.**

- ◆ HORARIO SEMANAL. Por un lado, hazte un horario general del día a día con todo aquello que consideres que has de intentar vivir y hacer. Un horario, como los académicos, en los que haya tiempo para tus prioridades personales. Un horario de lunes a domingo que empiece por la mañana y acabe por la noche y que sea una guía de actividades y descansos en tu cotidianidad.

- ◆ CALENDARIO DE PROYECTOS. Aquello que piensas conseguir. Por ejemplo, en mi caso titularme en inglés en tres meses, conseguir caminar diez kilómetros diarios de marcha nórdica de aquí a dos meses… Es decir, qué es lo que lograrás, de manera señalizada. En el horario semanal aparecerán indicaciones como «lectura los lunes de ocho a diez de la noche», mientras que en el calendario de proyectos anotarás algo parecido a «leer dos libros cada mes, uno clásico y otro moderno» con sus respectivos títulos.

- ◆ Y con un horario semanal y un calendario de proyectos, ser capaz de decir de vez en cuando NO AL HORARIO: al margen de los planes, proyectos, panoramas ideales, etc., es imprescindible dialogar cada día conmigo misma, y si me siento mal, si necesito dormir más, si no me encuentro bien, si no me apetece… me respeto. Mi cuerpo es como el mar: una puede proyectar salir a navegar cada mañana, pero si hay tormenta sabe aplazar el paseo.

Por tanto, sí a unos proyectos, sí a una disciplina diaria y también sí, cómo no, a tus necesidades reales en cada momento.

Aprende a saber dónde quieres ir, pero, ahora y aquí, a sentarse si es necesario.

Y una vez dicho esto, vamos a analizar cómo piensa y actúa una persona que sabe acercarse a aquello que ama. Fíjate que he escrito acercarnos a lo que amamos, no conseguir lo que queramos, conseguir —a veces al precio que sea aquello que se desea— podría llegar a violentar la realidad y nuestra propia alma.

Cómo piensa y actúa alguien que sabe acercarse a lo que ama

IIIIIIIIIIIIIIIIIIIIIIIIIIIIIIIIIIIIIIIIIIIIIIIIIIIIIIIIIIIIIIIIIIIIIIIIIIIIIIIIIIIIIIIII

1. **Ten ideales que dependan de ti, que te hagan ilusión, que sean posibles. No te conformes, no abandones lo que amas.** No te instales en el conformismo, en un no esperar nada o en creer que las cosas mejorarán por arte de magia. Estoy segura de que con los dieciocho síncopes + desilusión + apatía + bajo esfuerzo mental, hoy no sería la que soy.

> **Las personas que saben acercarse a lo que aman aman a lo que quieren acercarse.**

2. **Utiliza una buena estrategia.**

O lo que viene a ser lo mismo: piensa *bien* y acertarás. Tanto para solucionar un problema como para conseguir lo que amas o para aceptar lo que no puedes cambiar necesitas pensar de manera clara y analítica. Entender con claridad el problema. Hay muchas personas que no ven el problema y solucionan falsos problemas ajenos al problema principal.

Quienes se acercan a lo que aman obtienen resultados. No incuban su problema indefinidamente, no se vuelcan en su dimensión analítica, porque las ideas, por muy brillantes que sean, si no se llevan a la práctica no funcionan. Saben ser sinceras consigo mismas, y no se hacen a medida una explicación fantasiosa de la realidad que siempre las deja bien.

> **Las personas que se acercan a lo que aman saben trazar líneas rectas que les lleven al objetivo, saben cuándo deben esforzarse más o incluso saben si está fuera de su alcance.**

Por ejemplo, si debido a tu enfermedad necesitas perder peso, debes definir el problema: yo necesito perder peso, en lugar de decirte cosas como «no puedo cambiar de peso porque mi metabolismo es lento». Buscar una buena estrategia, evaluar resultados e insistir hasta lograrlo, no vivir en una infinita dieta con un peso oscilante. Una cosa es sufrir sobrepeso e ir tirando y otra tener un problema cardíaco que exija la máxima seriedad con el problema.

3. **Practica la autoevaluación (relacionada con la 2).** Evalúas de forma fiable y objetiva los resultados obtenidos. Si yo deseo leer más, al cabo del año debo tener una estantería con libros leídos. Debo alcanzar resultados reales, no subjetivos. Mesurables.

> **Revisa tus progresos a corto, medio y largo plazo para decidir si debes continuar o cambiar de estrategia.**

4. **Aprovecha las circunstancias sean las que sean (relacionada con la 1).**
   Las circunstancias son tu entorno diario, y la vida está llena de cambios e imprevistos que debes aprender a utilizar en tu favor. Si no puedes ir en bicicleta por pendientes, puedes hacer bicicleta estática; si no puedes correr, puedes andar; si no puedes andar y vas en silla de ruedas, puedes practicar baloncesto sobre ruedas o TRX. El objetivo es hacer el ejercicio necesario para sentirte bien. Lo inteligente siempre es aprovechar a tu favor las circunstancias.

> **La realidad siempre tiene muchas posibilidades ocultas.**

En este sentido, es importante aprender a vivir los cambios, en lugar de hacer de cada retroceso una tragedia. Si en un análisis me salen los indicadores mejor, no significa que me esté curando; si salen un poco peor, no significa que me esté muriendo. Si uno se aferra al pasado o a una identidad concreta puede no ser capaz de moverse y no acercarse a lo que ama, sino hundirse en las arenas movedizas de la propia mente.

5. **Impúlsate a alcanzar aquello que amas.**
   Cuídate, aprende cuándo te puedes exigir más y cuándo menos. Recuerda el capítulo dedicado a explicar que hay un tiempo para casa cosa, recuerda el concepto Wu-wei de hacer con placer e introduce el concepto de Kaizen: hacer cada día (o cada semana, o cada mes) un poquito más; tal vez no puedas empezar por veinte piscinas, pero si haces una piscina más cada semana, en cinco meses lograrás tu objetivo. Kaizen es la técnica de la gota malaya, parece que no hace nada pero su erosión desgasta montañas. Ahora más que nunca debes hacer lo que creas, te apetezca, realmente quieras y necesites. Ya no es tiempo de hacer un máster horripilante porque te puede ser útil en el trabajo; es el tiempo de, si de verdad es lo que quieres, estudiar las estrellas.

> **Así que trabaja solo en lo que te guste y enriquezca y prémiate por ello.**

Nunca olvidaré a un ejecutivo ocupadísimo que soñaba con una jubilación dorada durante la cual podría viajar y leer los libros que cuidadosamente había comprado a lo largo de décadas; su mañana era maravilloso: leer y viajar; su ahora, pésimo: un trabajo estresante que cada vez le gustaba menos. Murió al cabo de pocos meses de haberse jubilado, con una biblioteca maravillosa e intacta y decenas de puntos señalando lugares en el mapamundi a los cuales ya no iría.

6. **Evita los extremos.**

Excepto en cuestiones en que te juegues la vida (dejar de fumar, perder peso, etc.) intenta evitar los extremos. O te robotizas y haces el horario de un marine o te pasas el día en el sofá. Como quienes comen como dragones o se someten a «dietas milagro» pero en cambio no saben comer sano, variado, apetitoso y de vez en cuando permitirse un caprichito. Queremos resultados, pero desde la sabiduría. Buscar el punto medio afectivo y cómodo. Es como crear un material a la vez flexible y resistente: si eres demasiado resistente, con la opresión necesaria te rompes; si eres demasiado flexible, puedes no avanzar en absoluto.

> Concédete el derecho a la imperfección; una vez hayas fallado, no te autoflageles, ni te culpes ni te paralices pensando que eres un ser incapaz. Simplemente, aprende para mejorar cuando te halles de nuevo en la misma situación.

7. **Regula tus impulsos.**

Como decía Nietzsche, no seas como un piano que no decide qué música suena sino que reacciona a la pulsación a la que le someten. Si no te conviene, no alimentes el impulso, no eches combustible a la llama. La intensidad del deseo dura poco, aprende a apostar por lo que realmente quieres y necesitas y no por aquello que anhelas intensamente pero que no te conviene. Haz una actividad que te desconecte del impulso y analiza por qué has llegado a tener ese impulso, qué te lleva a ello, por qué no deseas cumplir con lo que habías diseñado para ti mismo.

Cuanto más interiorizada tengas la técnica de no ceder a tus impulsos, más fácil te resultará dominarlos. Y cuanto más cedas a ellos, más te esclavizarán.

La verdadera libertad consiste en actuar según tus prioridades, tus necesidades. No según tus impulsos, que pueden llegar a ser autodestructivos tanto para ti como para los demás.

> **Sincroniza tus deseos con tus intereses y necesidades. Lo que amas es lo que quieres y también lo que más te conviene.**

8. **Adquiere hábitos.**

El carácter es la suma de actos de la misma naturaleza que juntos forman hábitos, y los hábitos son lo que crea el carácter.

Esto significa que puedes construirte en la dirección que te propongas. Aunque de forma espontánea y natural seas una persona terriblemente impuntual, repitiendo una y otra vez el acto de llegar a la hora, se convertirá en hábito y este constituirá finalmente tu carácter puntual.

Vuelve al punto del Kaizén, pasito a pasito hasta el fin del mundo, si es que es el fin del mundo adónde quieres llegar.

9. **Ama, vive, disfruta.**

Tus objetivos y prioridades han de ser un intensificador de la existencia. Nadie te pide que estudies idiomas que no desees aprender, que vivas a base de crudos si no te apetecen, que leas libros que no soportas, que vayas a la ópera si no te gusta, que camines por las montañas si no te apetece. Se trata de cumplir tus sueños, de llevar a cabo una vida lo más plena y satisfactoria posible. La cuestión es encontrar algo que te apasione y llevarlo a cabo con las mejores habilidades y capacidades para verlo realizado.

Disfrutar

Si has llevado a cabo este viaje conmigo, verás la enfermedad como una ocasión de madurar, de disfrutar, de mejorar humanamente, de hacer una vida lo más plena y cómoda posible.

Una amiga mía ha muerto esta semana de cáncer; los médicos le habían concedido dos años, consiguió vivir cuatro. Hizo viajes preciosos, estrechó las relaciones importantes, fue más consciente que nunca de los bellos y buenos momentos. Vivió en los últimos cuatro años lo que no vivió en décadas.

Por supuesto, la enfermedad no es una suerte ni la peor de las desgracias, solo forma parte de la vida y de las cosas que te pueden suceder. Y como señalaba al principio de este libro, no es tan importante lo que te suceda, sino en quién te conviertan los hechos. La palabra enfermedad no significa mucho, la verdadera pregunta es ¿qué puedes vivir, ser, sentir, pensar y disfrutar estando enfermo? Y creo que, si la enfermedad no es terriblemente dolorosa e invalidante, la respuesta durante mucho tiempo sigue siendo: «mucho».

Cuenta una leyenda la historia de una mujer a la que una vez muerta le ofrecen la posibilidad de volver a la vida un solo día, y en ese día se da cuenta de muchas cosas que habitualmente le pasaban desapercibidas. Y se lamenta: «¡Ya no volveré a escuchar el mar, el olor del café, el canto de los pájaros, tantas cosas de las que no me daba cuenta y ahora me parecen maravillosas!» Este mensaje tan repetido de ser conscientes, vivir el momento, percatarse de todo, degustarlo todo intensamente porque es efímero y valiosísimo puede ser también muy angustioso. Intenta besar a alguien a quien quieres, sabiendo que es la última vez, tal vez sea el beso más triste de tu vida. De nuevo, el punto medio: vive con consciencia pero sin angustia, nadie sabe si será su último beso o habrá aún cien mil más. Fluir, seguir el tao, jugar como un niño es precisamente la ausencia de conciencia. Un niño no se dice: «retén este momento en que estás jugando y riendo tanto, que te lo estás pasando tan y tan bien porque pronto, tarde o temprano, pasará». Es como para dejar de jugar y ponerse a llorar. No hay recetas: que la vida te encuentre haciendo la vida que deseas hacer, mientras puedas, siendo tú mismo, conforme a tus creencias, valores y necesidades.

Imagínate por un instante que la vida es un día en la playa. Una cala fantástica, con todo el mar por delante, el bosque y las rocas detrás, una cala como las de mi isla, Menorca. Son las primeras luces del alba; cuando llegue la noche, tarde o temprano, se acabará tu tiempo en el mundo. Si tienes la suerte de llegar a la playa un día de verano, la noche no llegará hasta pasadas las diez; si tienes la mala suerte de que sea en invierno, la noche llegará a media tarde. No sé quién tiene más suerte, pues el mar en invierno tiene una magia especial, y si las nubes no lo impiden, la puesta de sol puede incendiar el cielo. Estás en esta playa, y no sabes a qué hora llegará la noche pero inexorablemente con ella vendrá la muerte. Como en la antigua Grecia, llegará Caronte, que acudirá a buscar tu alma en barca y la llevará al país de Hades, que es el gran misterio; seguramente, la última gran aventura de tu vida.

Durante tu día en la playa, hasta que anochezca, el día es tuyo, la vida es tuya. ¡Puedes hacer tantas y tantas cosas!: pasear y pensar e inventar la filosofía (porque siempre es como si inventáramos aquello que descubrimos y nace con la propia vida); mirar el mar y pintarlo, e inventar el arte; analizar las hojas de los árboles, e inventar la biología y las ciencias; puedes conversar animadamente; disfrutar de la comida; abrazarte a alguien a quien quieras; ir como un loco coleccionando instantes con una voz que vaya repitiendo «aprovéchalo porque todo esto pasará»; puedes mirar obsesivamente el cielo buscando cualquier cambio en su luz que anuncie la llegada de las sombras. Hagas lo que hagas, la noche llegará, y ¿qué hacer? ¿Qué vivir? ¿Qué sentir? Estas son las pocas respuestas a las que he llegado:

1. Todo aquello que forme parte de ti; no obligarte a estudiar la composición de las rocas si realmente lo que quieres es nadar y contemplar por dentro el azul del océano.

2. Es más fácil saber qué es lo que no debes hacer: dañar a las otras personas que compartan este día contigo, dañar el mar o el medio ambiente. A partir de aquí, elijas lo que elijas, si en cierto modo es elevado y con sentido, será justamente lo correcto.

3. Vigilar que una sola actividad, sobre todo si es instrumental, consuma tu día. Uno puede llegar a decir montaré un restaurante, trabajaré muy duro y con el dinero que consiga me iré a ver el mar. Ya lo tienes delante.

4. Haz actividades que sean un fin en sí mismas. Pintas para pintar, meditas para meditar, escuchas música para escucharla, lees para leer; actividades no supeditadas a otras, aunque conlleven mil riquezas. Por ejemplo, no corras si odias correr solo porque sirve para quemar calorías. Descubre que quizá te apasiona el tenis, y quemas casi las mismas calorías pero lo practicas porque te divierte. No habría ni que decirlo: que las personas a las que ames sean un fin por ellas mismas, que las ames porque celebras su existencia, que no sean instrumentos de placer, beneficios o ventajas.

5. Que hagas lo que hagas, la noche te pille amando. Si es estudiando las hojas, que sea porque las amas y deseas conocerlas mejor; si es leyendo un poema, que sea porque amas la poesía y no por los laureles y aplausos de las otras personas que se encuentren contigo en la playa.

6. Y lo más importante, lo más fundamental, lo único que importa: que llegue cuando llegue la noche, comprendas que siempre hubieras escogido pasar un día en la playa en lugar

de no haber vivido nunca. Que a pesar de que se acabe la fiesta, prefieres haber venido, prefieres haber vivido.

Y ahora voy a seguir contemplando cómo llegan a la arena las olas del mar. No sé cuándo llegará la noche, pero podemos sentarnos juntos y compartir la belleza del silencio.

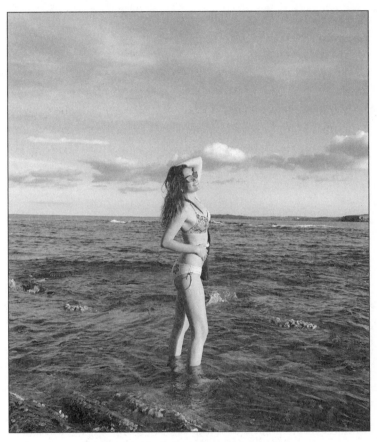

No te olvides de disfrutar de tu día en la playa.

EL MÉTODO
FLOWING HEALTH

Introducción

Te presento el método que me permite vivir sin dolor, sin lesionarme, el que me rehabilita y mantiene sana dentro de mi situación. El que ha ayudado a todos mis alumnos.

¿Cómo surge?

Mi larga trayectoria como docente en estudios de sanidad, profesional del método Pilates y biomecánica, con marca propia desde 2015, me permite crear un método de salud que abarca el cuidado físico, mental y emocional de los diferentes estadios en el proceso de recuperación de un cuerpo hospitalizado, enfermo o débil, o incluso el mantenimiento de la *buena salud* de una persona sana. Llevo tiempo creándolo, pero ahora me parece el momento perfecto y más oportuno para mostrarlo en este mi primer libro. Mi intención es llegar al máximo número de personas porque me parecen altamente positivos sus efectos en la salud cuando se está convaleciente; y he pensado en ti, en nosotros.

Mis herramientas de trabajo para diseñar Flowing Health han sido varias, pero sobre todo la observación de mis pacientes, clientes y alumnos. Y el estudio profundo del cuerpo humano como revelación del modo en que cada persona piensa, siente y actúa.

He atendido y ayudado a cientos de personas durante los últimos diez años en Barcelona, principalmente en estudios de pilates y centros de entrenamiento personal. Estoy especializada tanto en el entrenamiento de deportistas como de personas sedentarias y con patologías.

¿A quién beneficia?

‣ En deportistas, el acondicionamiento físico y mental es sumamente preciso y basado en el pilates clásico; hay que alinear, fortalecer y homogeneizar toda la estructura corporal de dentro a fuera para reforzar la técnica deportiva y la resistencia. Después de la sesión, el cuerpo se siente tonificado y con una estructura física trabajada al detalle, cubierta la necesidad de un trabajo intenso y vigoroso para preparar el cuerpo para los desafíos deportivos minimizando el riesgo de lesiones.

Es un trabajo de alta concentración y exigencia alternadas con momentos de distensión para cambiar la percepción del cuerpo a un estado más biodinámico o propioceptivo a nivel de fluidos (sangre, linfa). Se trata de pequeños estadios en que, sin ser asistido por un osteópata, el cuerpo recibe efectos parecidos a la aplicación de la terapia de mareas, es decir, paz interior y bienestar físico.

‣ Con las personas sedentarias, realizo un trabajo motivacional a través del cuerpo; su postura y morfología me desvelan partes de su personalidad que frenan su cuidado personal o motivación para mantenerse en forma. Suelen acudir a mí por recomendación médica o de otros clientes. Necesitan sobre todo ser guiados terapéuticamente y saltar por el trampolín hacia una vida más radiante, fresca y celebrada con uno mismo. Son personas que han decidido aceptar su situación actual y trabajar para una mejora integral de la salud.

Mi línea de trabajo consiste en pautar objetivos a corto plazo, cambiando hábitos de vida que no favorecen el cuidado personal por otros más saludables. Paralelamente, mudo el entorno de la persona en cuanto a orden, alimentación, ejercicio cardiovascular y actividad ligera o moderada fuera de casa (caminar por parques, bosques, playa, excursiones en grupo/visitas culturales, etc.). Trato de cultivar los talentos de la persona con una mejora significativa de su autoestima. Utilizo el movimiento como creación de una forma de vida amorosa y responsable con uno mismo y con su entorno. El simple hecho de saber por qué vías anatómicas pasa el aire que respiramos, cómo se oxigenan las células, la inmensa importancia del músculo diafragma, gran protagonista de la función respiratoria y divisor de la cavidad torácica y abdominal, marca la diferencia. Al igual que tener conocimiento de la elongación axial de la columna y el engranaje de sus piezas (vértebras). He comprobado con mis clientes y alumnos que el autoconocimiento a nivel físico genera curiosidad para seguir abrazando cuidadosamente la base para vivir feliz y lejos de la enfermedad. La falta de gestión emocional o la protección de nuestra propia persona ante situaciones dolientes pueden incrustar en nuestros tejidos emociones que llegan a encorvar la espalda; nos paralizan con ciáticas y lumbalgias, o con esguinces de tobillos que debilitan la seguridad de andar en la dirección adecuada, por dar algunos ejemplos. El cuerpo es como la red de una portería, se deforma con los golpes y se expande uniformemente con el viento, manteniendo su armazón.

- Con personas que padecen patologías musculoesqueléticas, achaques de otros sistemas anatómicos o que simplemente pasan por etapas duras de la vida y están bajo los efectos secundarios de pastillas, pastillas, pastillas, Flowing Health puede ser una herramienta crucial en la recuperación física, anímica y existencial de estas personas. En las sesiones, uno muestra su lado más vulnerable, sensible y sentido; pero por medio del movimiento surge una capacidad creativa para salir de esos baches y eliminar el dolor. ¡Sí, has leído bien: eliminar el dolor! El dolor es emocional o físico, ya sea por una lesión de rodilla, estructura corporal defectuosa o hernias de la columna vertebral. También hay quienes acuden a mí por un vértigo intenso, colon irritable, fatiga crónica, etc. Todos ellos han realizado su camino de recuperación con Flowing Health; habían sido derivados por especialistas y la mayoría había probado varias terapias físicas y emocionales con anterioridad. Incluso yo misma he recurrido a mi propia terapia; de hecho, es la base que me mantiene vital, viva y feliz antes y después de la enfermedad. Te hablaré por lo tanto, en lenguaje escrito y visual —¡hay vídeos!—, para moverte y aprender a cuidarte desde casa. Los encontrarás en la página web: carolinatorres.live, vídeos de Flowing Health.

¿Qué es?

Flowing Health ha sido y es mi forma de trabajar y vivir la vida para mejorar la mía y la de otras personas.

Es una filosofía de vida basada en el tao, porque para mí es la filosofía de vida ideal para las personas que estamos enfermas; significa fluir con los acontecimientos. Según los taoístas, las personas que vivían en armonía con la naturaleza eran inmortales, lo que supone que llegar a la inmortalidad es ser longevo con una vida en plenitud, una forma de vida que caracteriza, por ejemplo, a la población okinawense, los habitantes de una isla de Japón, por su estilo de vida. Pertenece al tao la integración en la naturaleza y la necesidad de vivir fluyendo en concordancia y armonía con ella. Experimentar e integrar sus ritmos y, con la ayuda de estos ejercicios, ganar serenidad mental y energía física para seguir fluyendo, como el agua, evitando alterarse ante triunfos o adversidades. En cierto modo, todo éxito o fracaso no siempre coincide con nuestro éxito a nivel de alma, y las adversidades no son infortunios, sino oportunidades para abrir los ojos.

Se trata de buscar la superación y el progreso personal y colectivo continuo. Un impulso con el que nací, del que me desvié, y que la enfermedad me ha permitido recuperar.

Disciplinas de las cuales se alimenta

◆ Del **pilates** tiene toda la base de educación física, postural y sistema de fortalecimiento corporal así como de prevención de lesiones. Responde a mi formación y a sus principios de respiración, centro, control, precisión y fluidez de movimiento. Lo más interesante y que me apasiona es que, cuando dominas la técnica, es aplicable a cualquier cuerpo para moverse libre dentro de sus posibilidades, y este es el pilar técnico de mi método.

◆ El **yoga** me ha aportado aprender a vivir el presente, disfrutarlo y vivirlo en plenitud. Las asanas y secuencias te benefician en tu momento presente y te retan a permitir desaprender lo aprendido.

◆ Del **tai-chi** surge su relación con una parte de movimientos suaves y que se realizan de pie. También una gracia para moverse de manera natural y suelta sin endurecer todo el cuerpo, sino tensando algunas partes y dejando otras distendidas, trabajando así con la máxima eficiencia biomecánica.

Al practicar Flowing Health, la sensación que estimula los sentidos es que en el cuerpo circula una especie de flujo energético que se dirige a aquellas zonas donde llevas la atención plena, las zonas dañadas o débiles que necesitan regenerarse, convirtiéndose en una meditación y visualización al ritmo de la respiración de la zona de interés: la más tensa, la que tiene dolor, la accidentada y tisularmente afectada.

Finalmente, todo ello compone una **meditación en movimiento** que te conecta con la vida y con tu yo más real y sincero. Las **visualizaciones** guían y se compenetran en la forma de moverse tanto físicamente como cuando nos movemos de manera mental. ¿Moverse mentalmente? Para mí es un hecho habitual, pero reconozco que no todos sabemos cómo hacerlo. En realidad, aunque físicamente no nos movamos, si lo hace nuestra mente también tiene efectos positivos en nuestros músculos y cuerpo en general. Lo comprobé durante mi período en la UCI y hasta la actualidad.

Por lo tanto, tal como su nombre indica, el método significa «fluir en tu estado de salud», y lo he creado para aquellas personas que quieran vivir «sanas» en su propio «templo».

> **Mueves tu cuerpo para liberar tu mente e identificar el sentir; es allí donde está la verdadera sabiduría que nos hará evolucionar.**

Esta frase sintentiza lo que es Flowing Health, significa abrirse a la vida y al crecimiento a través de un movimiento que fluye con la realidad presente de cada uno y sus circunstancias.

Solo te diré:

Empieza respirando, con una sonrisa que suavice la expresión de tu rostro, deja brillar tus ojos mientras te visualizas sano, mírate más allá de ti y respírate en paz, con el corazón plácido y el alma descansando. Esto ya empieza a llamarse FLOWING HEALTH.

Flowing Health en tu día a día

Continuemos por mejorar algunos hábitos. Los he dividido en dos apartados: uno con características generales que engloban una forma de vivir saludable, y otro más técnico basado en indicaciones biomecánicas para no agravar problemas a nuestra enfermedad, como por ejemplo aprender cómo colocar el cuerpo durante los diferentes momentos del día y posiciones habituales, como estar sentado, en cama, caminar, leer, etc.

Las 10 reglas de oro del Flowing Health

1. Duerme las horas que tu cuerpo necesite para restablecerse. Duerme, duerme, duerme; el sueño es reparador y el regenerador celular número uno.

2. Controla tu peso. La obesidad es responsable de múltiples patologías y afecta a todos los sistemas anatómicos (digestivo, circulatorio, respiratorio, urinario, musculoesquelético). Un cuerpo obeso no es sano. Puede resultar complicado bajar tu IMC de obesidad a sobrepeso y conseguir un peso normal. El propósito de este libro no es hablar de dietética y nutrición, porque o bien ya sabes mucho de este tema o en este momento no es tu prioridad número uno. Pero aun así, encontrarás consejos para mejorar tu relación con la comida.

3. Mantener un entorno limpio y ordenado propicia una mente clara que toma decisiones acertadas con más seguridad. Lo he mencionado ya en la primera fase. Te aconsejo que limpies baldosas, madera, utensilios y cada rincón de tu ho-

gar. Desecha lo que ya no te haga feliz y probablemente ya no utilizarás, seguro que vivirás mejor.

4. Ventila tus estancias y compartimentos, empezando por tu habitación. Evita malos olores y renueva el aire que respiras. Cuando puedas, sal a la naturaleza y contenta a tus pulmones. Saber respirar es indispensable y vital tanto como los rayos de sol calentando nuestro rostro.

5. La respiración es la base del método; coordinar la respiración con el movimiento para optimizar el hecho de movernos en cada plano y eje corporal sin lesionarnos y facilitar la combustión celular para darnos energía vital, movilidad, etc. A partir de hoy, practica al menos una vez al día ejercicios respiratorios desde una atención plena y una nueva consciencia de tu cuerpo. Te permitirán relajarte y adquirir una nueva percepción del mismo, y también de tu estado anímico.

6. Evita chismes, cotilleos y telebasura. No es un buen alimento neuronal ni para el alma. Son *inputs* que sin que nos demos cuenta vacían nuestro entusiasmo por observar la belleza de nuestro alrededor y madurar como personas. Invirtamos en ser mejores, la vida nos da esta oportunidad. Y ahora más que nunca tenemos un tiempo para elegir hacia dónde vamos: ¿a llenarnos de pureza o de impurezas?

7. Cultiva una buena higiene corporal. Dúchate cada día y protege tu piel, arréglate como si cada día fueras el protagonista de una fiesta. Una vez más, agradece desde la aceptación y la humildad. Es la fachada del templo, mímala con amor.

8. Evita refugiarte en el mal humor o en estados de nerviosismo, agresividad, coléricos… Cambia de emoticono y agradece estar vivo. Invierte en amabilidad, en reír y sonreír más, sé respetuoso, cuidadoso y amable con quienes te cuidan. Practica la gratitud, agradece estar vivo, agradece tener un reto: «curarte».

9. Evita estar más de una hora sin movilizar una o varias articulaciones. Es decir, no es conveniente permanecer más de

una hora en cama o en una silla sin movernos. Creamos puntos de presión del propio cuerpo contra la superficie en cuestión, lo que puede dar lugar a rojeces o estadios iniciales de úlcera y, además, la inmovilidad desencadena las indeseadas contracturas.

10. Mantén el tono muscular, todo lo «poco» que hagas es «mucho». Trabajaremos «menos» para conseguir «más». Nos ayudará a mantener las articulaciones en su encaje óptimo, una musculatura vigorosa y razonablemente trabajada. Hay pequeños implementos que nos pueden ayudar.

La norma del 2 × 60

Con Flowing Health vamos a promover la lubricación articular para mantener una correcta circulación sanguínea y evitar la sobrecarga en las articulaciones. En el nivel 1 desarrollo este *punto* e indico que no basta con media hora de práctica de ejercicio si después estamos todo el día tumbados en la cama o sentados en la silla. Por lo tanto, aplicaremos la regla de 2 × 60 (2 minutos de movimiento adecuado por cada 60 de descanso). Si eres independiente y descansas una media de ocho a diez horas, puedes dedicar 20 o 30 minutos seguidos de Flowing una vez al día, aparte de la regla 2 × 60.

Crear hábitos alimentarios saludables

Actitud y motivación son las claves para cualquier proceso de mejora en tus hábitos alimentarios. Entonces, ¡creemos hábitos! Es importantísimo saber qué y dónde comprar, cómo y para qué comer bien.

Ofrezco solo unos pocos consejos porque existen libros maravillosos de nutricionistas y activistas naturales que te dejarán boquiabierto con recetas saludables libres de grasas saturadas y azúcares añadidos.

En tu caso, si no has de seguir ninguna dieta terapéutica o recomendación médica, te marco algunos datos prácticos.

Consejos sobre alimentación y filosofía alimentaria saludable

◆ Sigue una alimentación con productos preferiblemente de temporada y proximidad (frutas y verduras); el cambio climático difumina las estaciones, pero intenta aprovechar y comer lo que produce la tierra en cada época del año. No abuses de sal añadida ni lácteos (son buenos, pero con moderación y sabiendo de dónde provienen), elimina sobre todo el azúcar refinado y las grasas saturadas (bollería, precocinados, fritos), utiliza aceite de oliva de primera calidad para cocinar. Come pasta, pan y arroz integrales, legumbres, quinoa, cáñamo (los dos últimos contienen mucha proteína vegetal). Elige carne y pescado de calidad (por supuesto, no incluye salchichas, embutidos, rebozados y otros derivados cárnicos o de pescado que contengan aditivos y colorantes).

En general, intenta comer aquellos alimentos menos tratados con hormonas, antibióticos, pesticidas, colorantes, conservantes y potenciadores del sabor. Defiendo aquella alimentación viva y pura para la renovación de nuestros tejidos vivos y puros, siguiendo el lema «somos lo que comemos».

◆ Escucha todos los consejos pero, sobre todo, observa y toma nota de qué y cómo compras, ingieres, masticas, procesas los alimentos y desechas lo no utilizable. ¿Son satisfactorias tus digestiones? ¿Y tu estado de ánimo? ¿Tu cuerpo es tan limpio como tu mente? Actívate, sumérgete en tu salud pero con un voltaje adecuado, no hay que quemarse.

Debes preguntar a tu médico y enfermera especializada en tu enfermedad qué debes y no debes hacer, pues cuando estamos tan frágiles o diferentes quizá lo que nos iba bien antes no sea lo conveniente en tu situación actual. Aparte de esto, cada enfermedad o estado de salud prioriza seguir una dieta terapéutica o enfocar la propia alimentación a una corriente vegana, crudívora, etc. En definitiva, a la que necesite la persona en función del momento vital en el que se encuentre, los principios y misiones de su vida.

◆ No todas las dietas y consejos alimentarios son los ideales para todas las personas. Hay quienes necesitan empezar la mañana con un café solo, otras con un zumo verde, té, infusión o zumo de limón y agua tibia. En definitiva, lo que le va bien a uno por la mañana, a otro le va bien a media mañana o para merendar. Por no hablar de si en nuestro físico hay presencia o ausencia de enfermedades que requieren el aporte de ciertos nutrientes y la disminución de otros, lo que implica la incorporación o eliminación de determinados alimentos. El clima también condiciona nuestra alimentación. Puedo seguir una dieta mediterránea y estacional, pero si en verano voy a Islandia me vendrá bien una sopa caliente de pescado en lugar de una ensalada fresca.

- Ver, oler, cocinar, saborear y masticar con mucha consciencia. Consejo ideal para todos, y en particular para personas con ansiedad o adicción a la comida.

- Comer siempre sentado y en un entorno que no te altere (evita conversar y mirar la televisión mientras comes). Al menos para mí, comer es un momento especial, basado en una comunicación profunda y sutil con uno mismo y con las personas que compartes esta celebración diaria. Podemos conocer muchísimo acerca de quienes nos rodean simplemente observando su «cortejo» con la comida.

- Elimina precocinados, grasas saturadas como fritos y bollería industrial. No deben existir en tu dieta excepto en situaciones que realmente te provoquen satisfacción y sepas controlar su ingesta. Es decir, no hay que abusar. Si eres hipercolesterolémico, me atrevo a decir que tienes prohibida su ingesta.

- Comer alrededor de cinco veces al día. Ingerir menos cantidad pero más veces al día.

- Después de fiestas, bodas, viajes gastronómicos, realizar un par de días *detox*. Tu cuerpo y estado de ánimo lo agradecerán.

- Regular la ingesta de los porcentajes de glúcidos, lípidos y proteínas en función de la actividad diaria de la persona. Estos porcentajes varían si eres deportista o no, si estás en edad de crecimiento o si ya tienes unos cincuenta años.

- No abusar de los *superfoods* si realmente no los necesitas (son de formato pequeño a simple vista, pero sus efectos son potentes). Quizá te recomienden añadir cáñamo o cúrcuma al zumo verde si quieres seguir una dieta más vegetariana y mantener el aporte de proteínas, pero si por recomendación de tu entrenador personal has estado practicando una dieta hiperproteica y adviertes que estás muy fuerte pero no pierdes peso, te aconsejo realizar un pequeño *detox* proteico y no añadir nada en tu zumo verde o ensalada. Si incorporamos más proteína en el cuerpo de la que utiliza para abastecer a los tejidos se transforma en grasa y, además, si tenemos sobrepeso u obesidad puede causar inflamaciones en las articulaciones.

- Si tienes tendencia a picar entre horas, prepárate un bol de fruta. Sus colores, sabores y texturas diferentes harán que no te aburras, y al cortarla y prepararla alinearás tu tendencia al desorden alimentario.

- Aprende a escuchar tu cuerpo y ver sus necesidades. En mi opinión, este sería el principal consejo. Lo menciono el último porque los anteriores pueden ayudarte a esta introspección en que te veas realmente comprometido a cuidar tu alimentación y, en definitiva, a cuidar tu salud.

Mi experiencia con la alimentación

Personalmente, no puedo decir que haya experimentado un gran cambio en mi cuerpo debido a una dieta X, que podría haber realizado en algún momento de mi vida. Por suerte, siempre he comido sano y no he tenido problemas de sobrepeso ni hormonales que cambiaran mi constitución. Aun así, confieso que no probé el beicon ni la bollería industrial hasta que fui a la universidad. Mi padre estaba obsesionado con la alimentación sana y no le gustaba lo tratado ni industrialmente envasado. Así pues, en este sentido lo he tenido bastante fácil para reconocer lo que es saludable de lo que no.

Pero, ¿acaso el beicon es nocivo para la salud? Por supuesto que no, y en alguna ocasión, si necesitas tomarlo, ¡adelante! Si tu cuerpo te lo pide, si necesitas disfrutarlo y degustarlo, debes hacerlo. Lo mismo ocurre con la pizza, una ensaimada o un dulce de tu pastelería preferida... ¡en Ciutadella hay algunos establecimientos irresistibles! Si tu postre favorito o algún capricho artesanal contribuye a satisfacer un deseo que te hará vivir un momento feliz y de celebración, adelante.

Los efectos beneficiosos de sentirte abastecido y satisfecho son mayores que lo perjudiciales que puedan ser aquellos gramos de grasa o kilo de más que yo llamo «el efecto Michelin» o «glucemia feliz». Por ejemplo, un día a la semana como pizza (sin sal), lo menciono para subrayar que hay que comer bien pero sin ser estrictos ni extremistas al cien por cien, a no ser que seamos alérgicos o intolerantes a algún tipo de nutriente o alimento, o sí nuestro peso está totalmente contraindicado. Y por supuesto, lejos de implantar una norma que no tiene por qué ser la verdad, hay que respetar a aquellas personas a quienes les ha funcionado algún tipo de dieta específica, así como a los crudistas *raw foodism*, cuya alimentación excluye productos de origen y explotación animal, basada principalmente en la alimentación de plantas o *plant-based nutrition*.

¿Por qué no soy dogmática ni rotundamente estricta en cuanto a la alimentación? La respuesta es porque lo he sido; y aunque me he sentido con mucha energía, fuerte y positiva, noté que aumentaba mi rigidez mental y aparecían intolerancias alimentarias que nunca había tenido.

Entonces ¿debía seguir siendo estricta en no beber leche de vaca, no tomar ningún queso, no probar nunca la carne y ni un huevo a no ser que fuera cien por cien biológico? Fui así durante un período de mi vida, hasta que apareció la enfermedad.

Para empezar, pienso que cualquier rigidez o dogmatismo, en este caso alimentario, a no ser que lo necesites y vaya con tu esencia, no deja de convertirte en una persona más rígida y perfeccionista si ya lo eras.

Me pongo de ejemplo. Cuando empecé con pilates eliminé drásticamente de la dieta cualquier azúcar refinado simple y complejo y dejé de comer carne, leche y queso de vaca al cien por cien. Posteriormente, cinco años antes de la enfermedad, mi dieta se basaba en zumos verdes, muchas ensaladas con proteína vegetal y suplementos de clorella, espirulina y semillas, pescado azul a la plancha de vez en cuando y huevos ocasionalmente. Mis analíticas siempre fueron de libro, pero este no fue el problema.

El problema era que no era tan *flow*, me volví más cerrada de mente y eso repercutió en mi disfrute personal. Nunca iba a pastelerías convencionales y en reuniones de trabajo o con amigos era la «rara». Sin que fuera consciente de ello, carecía de una visión panorámica y relajada de la vida.

Tenía mucha energía e iniciativa, pero esa alimentación, añadida a la búsqueda de una excelencia deportiva, fue un arma de doble filo: crecía mi ego y una sensación de poder que me alejaba de mi verdadera esencia; mi rigidez y disciplina eran peligrosas y se acentuó con un flujo de problemas externos y decepciones humanas; no lo sé con certeza, pero todo ello podría no ser un factor beneficioso en mi enfermedad actual.

Aquí es donde saltó mi alarma de culpabilidad de la que ya te he hablado. Es de locos pensar que eres el culpable de tu propia enfermedad, pero a veces, al menos yo, sí he pensado que una cierta forma de actuar ante la vida que has aprendido pero no te han enseñado da lugar a EQUIVOCARTE. En mayúsculas sí, porque careces de tao, de fluir con lo bueno y lo malo de la vida; es decir, adaptarte a los cambios y ser tolerante a la frustración.

Lo cierto es que, al mismo tiempo, hay sucesos y circunstancias inevitables y tu forma de actuar es básicamente de supervivencia y que, bien o mal, no sabías hacerlo mejor. Por tanto, este concepto de «culpable/error» desaparece, no existe. Forma parte de nuestra propia evolución y aprendizaje. Lo menciono por las malas pasadas de la mente que te llevan a sentimientos como «tal vez podría haber evitado padecer una enfermedad». Este concepto puede coexistir en nosotros pero no es real porque no nos provocamos nada conscientemente.

Con el debut del diagnóstico de HAP, en el hospital, volví a comer carne y pescado de todo tipo y cocción. Mi cuerpo *tutti destroyed* por la HAP, cayó en anemia; parte del tratamiento incluye una medicación que hace disminuir el número de glóbulos rojos y debo controlar este y otros parámetros con analíticas de sangre cada tres meses. Como consecuencia de ello, además del aporte de proteína animal tuve que tomar tres batidos de proteínas al día y hierro. Finalmente, la anemia desapareció en tres meses, y ahora que han pasado algunos meses vuelvo a regular mi alimentación disminuyendo el consumo animal, sobre todo por principios éticos.

Cuando salí del hospial, tras tres meses ingresada, no comía, sino que más bien devoraba la comida que pasaba ante mis ojos. Lo confieso: he comido cruasanes, helados, galletas, chocolate, chucherías, ¡barbacoas mil! Sí, sí, así ha sido y lo he disfrutado muchísimo, aun siendo consciente de que no era puritanamente todo nutritivo, pero sí lo era para mi alma.

Necesitaba degustar, disfrutar cada alimento, sabía que esos días de lujuria terminarían. No porque, por desgracia, me separaría de esos alimentos, sino porque satisfactoriamente ya no los necesitaría. Y efectivamente, al cabo de pocos meses, necesitaba orden en la nevera y regularizar mi nutrición.

Acto seguido, ansiosa porque mi cuerpo me lo pedía, volví a los zumos verdes. Pero ¿qué pasó? Me excedí en la ingesta… Tuve taquicardia, sofoco y un malestar espantoso. Comprobé que el veletri, la medicación que me administra la bomba de perfusión para tratar la HAP, es muy sensible incluso a los cambios en la dieta.

> **Con todo esto pretendo explicar y concluir que cambios bruscos en la dieta, exceso de ciertos nutrientes y ser cien por cien estrictos en no consumir ciertos alimentos no forman parte de mi modo de enfocar la salud de ahora en adelante.**

Lo cuento porque mi visión puede ayudarte. Puedes experimentar y comprobar lo que más te conviene, te animo a que cojas las riendas de tu salud para decidir qué quieres comer y qué no, no porque te vendan una dieta o te digan lo que es mejor para ti.

	Lunes	Martes	Miércoles
	Un vaso de agua tibia con limón (con jengibre y miel opcional)		
Desayuno	Pan casero + membrillo y cáñamo zumo naranaja	Pan casero + pavo y germinados zumo naranja	Pan casero + queso fresco tomate y orégano zumo naranja
Media mañana	Café, té, zumo verde o infusión	Avellanas, almendras, nueces y pasas (un puñado)	Mandarina + 1 galleta
Comida (siempre con ensalada verde para acompañar)	Moniato con calamar	Lentejas rojas con remolacha	Pasta con salsa de tomate, verduras y atún
Tarde	Bol frutos rojos (moras, arándanos, blueberries) + yogur	Bol piña + polvo cacao natural	Bol melón y mandarina
Cena	Ensalada tibia con queso feta, alcachofas, aceitunas negras y tomates secos	Ensalada tibia con setas, espárragos, tomate cherry y anchoas	Tortilla francesa, con alcachofas, o con ajo y perejil + sopa miso o sopa de algas (en lugar de sopa se puede acompañar con algas y sésamo tostado)

Harinas pan casero: espelta, garbanzo, centeno, avena + otro cereal.
Zumo verde tipo: perejil con melón, pimiento verde con melón, espinacas con manzana, kale con pera. 80% hoja verde + 20 fruta.
Infusión tipo para otoño: jengibre, canela y limón.

Ejemplo de una buena alimentación

Saludable, transformable y adaptable en función de las necesidades y requerimientos nutricionales de cada persona, pero por poner un ejemplo:

DIETA DE OTOÑO

Jueves	Viernes	Sábado	Domingo
Pan casero + aguacate y alfalfa zumo naranja	Pan casero + mermelada y hoja de espinacas zumo naranja	Yogur con cereales y frutos rojos	Leche de avena con cereales + frutos secos y bol de macedonia
Uvas o zumo casero de uva	Bol de manzana y nueces	Plátano	Magdalena casera o barrita de sésamo
Pescado al horno con patatas, cebolla, dátiles y hierbas	Sopa de pescado con arroz	Paella de verduras, sopa de marisco o pescado a la plancha con asadas de verduras	Lasaña de verduras y un huevo relleno estilo menorquín
Té matcha + galleta integral	Bol yogur, copos de avena + polvo cacao natural	Bol pera + almendras	Infusión + 2 ciruelas, albaricoques o higos secos
Sopa de verduras (calabaza y sésamo, crema de puerro, calabacín, semillas de chía y queso rallado)	Caldo vegetal casero (puerro, nabo, zanahoria, tomillo, apio) con un poco de pasta y pollo o pavo	Pizza casera o sushi; (un día a la semana o quincenal, o un plato de otra cocina que te guste)	Verdura al vapor y un trozo de salmón a la plancha con sésamo o tres sardinas

Crear hábitos posturales: reeduca tu cuerpo

En los diferentes grados de salud, buscaremos la postura corporal y la forma física óptimas con el objetivo de que te sientas libre y feliz en tu propio cuerpo.

¿Cómo debemos empezar para crear un cuerpo diez?

Un cuerpo diez en un estado frágil, enfermo. Por supuesto que no es diez, pero intentemos que sea diez en su posibilidad real y sincera. Para un atleta estar en condiciones de trasladarse de la cama a la silla no significa contar con un cuerpo diez, pero para un enfermo, sí.

Pero ¿y si no podemos movernos? Tranquilo, tal vez ahora no, pero lo harás. Por el contrario, si en tu caso puedes moverte correctamente y por lo tanto eres independiente, es interesante saber cómo puedes perfeccionar tu postura y soltura al desplazarte, incluso hasta ser más elegante.

No puedo moverme: ¿cómo me coloco en la cama?

Prevenir las llagas o las úlceras por presión (UPP) estando en decúbito.

Si eres paciente totalmente dependiente, el énfasis para no empeorar tu salud es prevenir las úlceras por presión (UPP) en decúbito o úlceras por decúbito.

Las úlceras se inician en aquellas zonas donde se produce mayor presión del propio tejido corporal, debido a la fuerza generada por una protuberancia ósea contra la superficie en que estamos tumbados (cama o silla de ruedas). Los huesos generan presión sobre los músculos y el sistema vascular de la zona en cuestión, dificultando así el flujo sanguíneo y por consiguiente la oxigenación tisular; ello provoca una isquemia localizada que, si no se detecta para eliminar el primer signo de úlcera (piel eritematosa o rojez), puede desencadenar una necrosis tisular (muerte del tejido) y ocasionar una úlcera de estadio mayor y difícil de curar.

Indico a continuación las zonas corporales que hay que vigilar para prevenir las UPP en las diferentes posiciones anatómicas cuando estés encamado o en silla de ruedas. También los accesorios de prevención y comodidad para el paciente. Espero que sea útil para ti y para tu cuidador:

1. Decúbito supino:

Puntos susceptibles de padecer UPP: occipital (cabeza), escápulas, codos, sacro, talones.

Obtener una postura óptima con almohadas/cojines: uno debajo de la cabeza y cuello (por encima de los hombros), otro debajo de los antebrazos y mano para mantener la alineación con el hombro. Uno debajo de las rodillas y otro suave debajo del tendón de Aquiles. Terminar el escáner corporal con otro cojín o férula en la zona plantar del pie para evitar el pie equino.

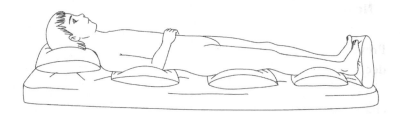

2. Decúbito lateral:

Puntos susceptibles de padecer UPP: orejas, acromion (hombro), costillas, trocánter (cadera), cóndilos (rodilla), maléolo externo (tobillo).

Obtener postura óptima con almohadas/cojines: almohada debajo de la cabeza y cuello, entre las rodillas y piernas para evitar el contacto de tobillos y rodillas, y finalmente bajo el brazo que queda arriba según la posición del decúbito (derecho o izquierdo). También puede ponerse una almohada en la espalda para mayor seguridad y protección.

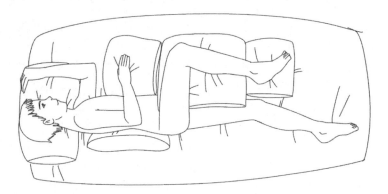

3. Decúbito prono:

Puntos susceptibles de padecer UPP: mejilla, hombro, pecho en mujeres, genitales en hombres, superficie dorsal de las rodillas y dedos de los pies.

Obtener postura óptima con almohadas/cojines: debajo de la cara, cuello y clavículas, debajo del pubis, antebrazos y manos y en las piernas.

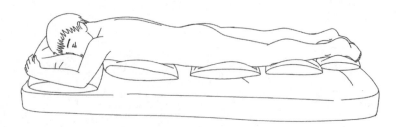

4. Silla/Silla de ruedas:

Puntos susceptibles de padecer UPP: omóplatos, sacro y cóccix, isquiones, espacio poplíteo y talones.

Obtener postura óptima con almohadas/cojines: en la espalda, glúteos, detrás de las rodillas y debajo de los pies.

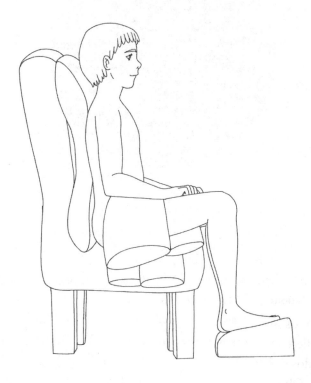

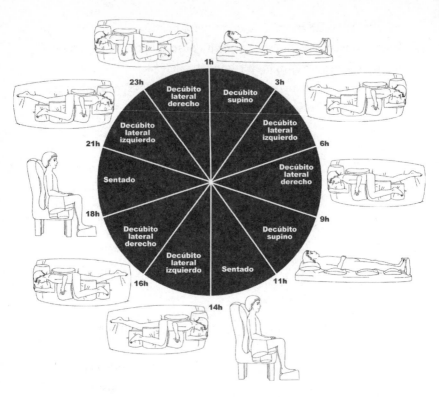

Para evitar la aparición de UPP se recomienda realizar cambios posturales cada dos horas.

Cuando estés sentado y tengas cierta autonomía, te recomiendo moverte cada 10-15 minutos y realizar los ejercicios del nivel 1; son fáciles y sencillos para mover tus articulaciones. Todos irán coordinados con la respiración, así que antes que nada recuerda: **inhalar** (entrada de aire y, para nuestra finalidad, por la nariz) y **exhalar** (salida de aire, en nuestro caso, por la boca).

¿Cómo me traslado de la silla a la cama?

¿Cómo me siento correctamente?

¿Y para leer?

Primeros pasos

Video 1

El hecho de andar con una buena postura y sintonizar con nuestro físico y a conciencia a cada paso que damos contribuye a que nos sintamos más confiados y talentosos. Hacer ejercicio ligero, como andar, y ejercitar toda la musculatura interna y periférica conscientemente es posible y eficaz.

Ahora que conocemos las posturas y con qué frecuencia hay que realizar los cambios posturales (que realizará el personal de enfermería con tu ayuda, siempre y cuando puedas colaborar), nos sumergiremos en un concepto importante que es la base de todo: cómo respirar para avanzar en nuestra recuperación y la existencia de nuestros tejidos de sostén.

La respiración

Respirar equivale a estar vivo y es el primer y último acto que vamos a realizar en nuestro ciclo vital.

La intención es aprender a respirar minimizando el esfuerzo y potenciando la eficiencia energética y la calidad fisiológica en tu estado de salud. Además de aprender a respirar correctamente en las tres posiciones (decúbito supino, lateral, prono) y en la silla de ruedas, introduzco meditación y visualización para este estadio de tu salud tan delicado pero importante, pues puede reducir tu tiempo en cama.

Hay dos tipos de respiración, la abdominal o diafragmática y la torácica, así como varias técnicas respiratorias. Para trabajar con **Flowing Health** utilizaremos la **respiración torácica**, porque es el pilar en recuperar el tono del cuerpo y optimiza el esfuerzo en todos los ejercicios físicos. Por lo tanto, será la que desarrollaré con más detalle. También emplearemos la diafragmática o abdominal para contrarrestar, disociar y relajarnos.

La respiración torácica es aquella que se realiza con la parte superior del tronco manteniendo una correcta alineación del cuerpo y la espalda.

Elementos estructurales implicados:

- ◆ Huesos: esternón, doce pares de costillas, clavículas y escápulas.
- ◆ Músculos, mayoritariamente implicados en la respiración: diafragma, intercostales, pectorales, romboides, músculos del cuello y espalda.
- ◆ Cinturón muscular central (el cual permite la elongación axial y estabilizar el tronco): transverso abdominal, oblicuos, suelo pélvico y diafragma.

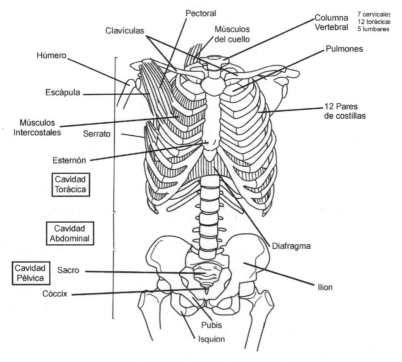

Huesos y músculos principales del tronco implicados en la respiración.

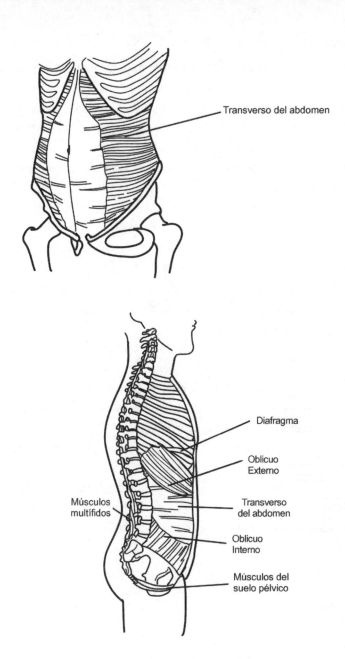

Cinturón muscular central.

Acción:

Recogemos aire con la intención de llenar completamente los pulmones, expandiendo costillas y cintura escapular. Al mismo tiempo, imaginamos que se elonga toda la columna, recogiendo todo el cinturón muscular central, manteniendo la barbilla suavemente elevada, escápulas descendidas en V hacia los glúteos, y alineados tanto si nos encontramos en una silla como tumbados en la cama. (Vídeo 2).

Evidentemente, todos sabemos de la existencia de huesos, músculos, articulaciones, ligamentos, tendones y el trabajo de las cadenas musculares en nuestro cuerpo. No impartiré una clase de anatomía humana, pero creo que conocer qué es una **articulación** es importante, ya que es el engranaje y punto de unión de nuestras piezas corporales a nivel musculoesquelético.

Las articulaciónes son las estructuras ligamentosas y cartilaginosas que unen a los huesos para permitir la movilidad del esqueleto apendicular y axial. Hay varios tipos y diferentes planos de movilización. En los vídeos de ejercicios te mostraré cómo trabajarlas para prevenir su desgaste.

En un estadio de poca movilidad lo más importante es que te digas a ti mismo que puedes recuperarte, que tu cuerpo está lleno de sabiduría, fuerza, potencia y posibilidades. Imagina que te llenas de luz blanca y drenas todo tu sufrimiento, dejando un cuerpo puro, liviano y con una gran fuerza luminosa para sanarte.

Flowing Health entrenamiento

Puedes practicarlo en tres niveles y en cada uno de ellos te indicaré el tiempo que debes dedicar al método. El prenivel y nivel 1 es el que puedes practicar en el hospital, el nivel 2 cuando estés mejor físicamente y el nivel 3 lo dejamos para aquellos que quieran mantenerse en plena forma física, mental y enraizados con su yo más auténtico combinándolo con otras prácticas deportivas de su interés para mejorar la técnica y evitar lesiones musculoesqueléticas. El nivel 3 queda fuera de este libro, que es una introducción al método pensada especialmente para personas enfermas y en fase de recuperación.

Prenivel. Método Flowing Health

Cuando nuestra máquina está en un proceso de reconstrucción o regeneración parece que no podamos reconciliar el alma con el propio cuerpo. Quizá te preguntes qué significa reconciliar lo que yo llamo «el alma con el propio cuerpo». Estamos en cama, débiles, dependientes y con un pronóstico que tal vez no sabemos cómo enfocar.

En este nivel no te ejercitas físicamente pero sí mentalmente. Se basa en centrarte en tu estado actual de salud, promover y elevar el ánimo y confiar al máximo en la recuperación, liberándote del miedo por lo que pueda pasar.

1. Relaja la musculatura facial, sonríe ante los familiares que te cuidan, sonríe para ti.

2. Respira profundamente por la nariz y suelta el aire por la boca. Hincha tu caja torácica y deja que baje su volumen pasivamente, sin forzar. Después, como antes, respira por la nariz pero poniendo la intención en llenar la barriga y deja que se deshinche suavemente; si lo deseas, apretando un poquito los abdominales y la musculatura pélvica.

3. Mantén una buena alineación: cabeza alineada con el esternón, hombros lejos de las orejas, brazos ligeramente separados del cuerpo, piernas largas, bien largas, como si quisieras separar las caderas de la cintura.

4. Recuerda y aplica todo el trabajo postural que hemos tratado anteriormente.

Beneficios:

- Prevención de UPP.
- Empodera la mente y el espíritu para aceptar la realidad. Estás enfermo pero vivo, como hemos comentado a lo largo del libro; enfermos pero libres y no vencidos.

Meditación de luz para «curarte». Confiar en tu recuperación

Inicio desde el aquí y ahora. Lo recomiendo para cuando estás en cama y dependes de otra persona, no te puedes mover y/o estás asistido. En esta fase tal vez estés sondado, lleno de vías y quizá con un catéter. Inmóvil. En este momento tan duro vale la pena meditar para amar la vida de nuevo. No se trata de luchar, sino de encontrar la tranquilidad, amando la oportunidad de estar vivo.

Pedir. No puedo decirte a quién pedir, no sé nombres ni personas. Pero pide a la fuerza universal de la que ya hemos hablado en el pórtico. Para mí han sido los médicos del cielo, para ti tal vez sea dios. Pide asistencia, luz, reza para que tus médicos den lo mejor de sí mismos en tu diagnóstico y seguimiento para salir de esta situación. Pide que se sane tu herida, rotura o enfermedad. Sin ir tan lejos como para fantasear en milagros, adéntrate en la sabiduría de la naturaleza.

Realiza el pacto que te hará persistir en tu voluntad: «curarte», el que te acompañará en todo tu proceso.

Visualizar. Partimos del punto de inicio detallado con anterioridad. Si hemos pedido, recomiendo centrarte en recibir. Visualiza el órgano dañado o la parte de tu cuerpo regenerándose. Yo visualizaba y sentía un flujo de energía blanco espeso que me atravesaba los pulmones y el corazón. Pedía que se fuera la pericarditis y la pleuritis, normalizar el latido de mi corazón y recuperar su morfología, poder volver a respirar sin suministro externo de oxígeno; pedía salir de la UCI. Sinceramente, no paré de pedir; ahora bien, tampoco he parado de trabajar mi mente, y lo que con la ayuda de Montse Barderi expongo en este libro, es para no olvidarme de integrarlo en mi día a día. Hacerse uno nuevo, para mí mejor, requiere esfuerzo y laboriosa voluntad. ENTRÉGATE A RECIBIR.

Agradecer y respirar. Suena raro lo que voy a decir, pero respira el agradecimiento. En este momento es cuando a mí se me saltaron las lágrimas de alegría. No podía moverme aún, pero sentí mucha paz y felicidad, una sensación de seguridad inmensa de que todo iría bien.

Acabo de describir lo que hay que hacer en el estadio inicial del nivel 1: iniciar una toma de conciencia, pedir, visualizar, agradecer y respirar. Cuando consolidamos este trabajo interior, posiblemente el cuerpo nos pedirá más e iniciaremos el Flowing Health entrenamiento del nivel 1. (Vídeo 3)

Nivel 1. Método Flowing Health

En este nivel desgloso una serie de ejercicios y técnicas que contribuirán a que te sientas mejor cuando estés en el hospital o en casa; seguramente aún no puedas hacer grandes esfuerzos físicos pero sí grandes progresos. Incluye una meditación que puedes hacer sentado y ejercicios tanto en cama como en silla. Los ejercicios se describen con un mismo esquema: prepárate, anímate y ejercítate, finaliza.

Aunque en el nivel 1 describo la movilidad articular estando sentado, creo que es más fácil que todos los ejercicios los puedas ir escuchando y mirando gradualmente, tanto en cama como en silla.

Beneficios:

- Facilita el tracto intestinal.
- Previene lumbalgias, cervicalgias y otros dolores de espalda.
- Mejora la circulación sanguínea y oxigenación de los tejidos.
- Recuperación del tono muscular y movilidad articular.
- Mantiene el equilibrio corporal, mental y anímico.

Meditación para evitar ser arrastrado por un huracán de pensamientos.

Inicio. El inicio es muy difícil, ¡lo sé! Primero porque, ante todo, debemos darnos cuenta de que caemos en una espiral que tendrá consecuencias negativas. En mi caso es la falta de aire, pero pueden ser pinchazos en el pecho, mareos, artritis, acidez, irregularidad del tracto intestinal, psoriasis o dermatitis atópica. O un agobio que explote en un ataque de llanto. ¿Cómo evitarlo?

Respira, respira y respira.

Visualización. Observa el paso del aire por nuestro sistema respiratorio, su entrada y salida. Trataremos de respirar conscientemente y respetar lo que sentimos, sin juzgar ni etiquetar.

Acción. Prepárate estés donde estés. Preferiblemente, sentado. No es necesario que adoptes la postura del loto. Puedes estar en una silla o sillón. Sí debes realzarte en una posición de actitud. ¿Cómo se realiza la posición de actitud? Pon las piernas relajadas al ancho de las caderas, la espalda erguida pero no hace falta que esté rígida como un palo, es decir, no te sientas tenso. Respeta tu posición, sea esta más o menos recta. Concéntrate en la sensación que recibes cuando el aire entra por la nariz (fosas nasales) y se expande en tus pulmones. Nota cómo los nudos van deshaciéndose en este trayecto. Los pensamientos van paseando como cohetes y la sensación es que tu pecho se enciende como la expansión de fuegos artificiales en una noche de San Juan. Deja que los pensamientos pasen y respira todo lo que sientes, sean fuegos o cenizas. Respira lo que sientes, no lo clasifiques ni intentes buscar el motivo de su origen o existencia. Simplemente los sientes. Llénate de aire y sigue expulsándolo por la nariz. Si estás más cómodo expulsándolo por la boca, adelante. No se trata de imponerte una técnica, solo es una manera de deshacer tu ego y aceptar un estado emocional que se irá de la misma forma que ha venido, y que podemos tener estemos o no enfermos. Todos somos aprendices.

Si te has acomodado en el «sentirte» desde el respeto a ti mismo y la tranquilidad, sal cuando quieras de este estado placentero. (Vídeo 4)

Aunque en el nivel 1 describo la movilidad articular estando sentado, creo que para los de cama es más fácil hacerlos si los puedes ir escuchando y mirando gradualmente.

Ejercicios en la cama (Vídeo 5)

Cuando te sientas mejor y sin dolor, te animo a seguir un sutil programa de movilizaciones muy sencillo y eficaz para realizar en cama. Vamos a intentarlo, ¿te animas?

Prepárate – Anímate y ejercítate – Finaliza.

Ejercicios en la silla (Vídeo 6)

Cuando pasamos mucho tiempo sentados, ya sea en casa o en el hospital, es posible que nos duela la espalda y/o notemos hinchazón de piernas. Estas esencias de movimiento realizadas sentado pueden ayudarte a sentirte mejor físicamente y ser más optimista en tu recuperación.

Cuando permaneces muchas horas en silla, recomiendo ejercitarte cada 10 o 15 minutos. El cuerpo necesita movilidad articular en sedestación o un ligero plan de ejercicios sentado.

Prepárate

Mantén la espalda bien alargada, la mirada al frente con la barbilla ligeramente elevada, los hombros relajados, alejados de las oreja, y los brazos en los reposabrazos de la silla. Piernas relajadas y separadas al ancho de las caderas.

Anímate y ejercítate

- Respiración y concentración. Realizo tres respiraciones torácicas profundas, con atención plena en el aumento de volumen de la caja torácica, me concentro en cada entrada de aire por la nariz y el descenso de la misma al expulsar el aire por la boca. Puedes ayudarte con imágenes e indicaciones táctiles con las manos, para ir descubriendo tu patrón respiratorio (profundidad, lateralidad, frecuencia respiratoria).
  - Imágenes: hincha el pecho como un globo, sube el esternón al cielo, expande las costillas hacia los lados y hacia atrás.
  - Táctiles: manos en costillas, esternón o cruzándolas en el pecho.

- Movilización articular, que siempre va coordinada con la respiración:

- Mueve cabeza y cuello: flexión cervical (cabeza hacia abajo)* visualizando mientras inhalas cómo el oxígeno se mueve hacia la parte posterior del cuello, y regresa a la posición inicial al sacar aire. Toma aire mientras realizas una flexión lateral (cabeza hacia la derecha o izquierda), con el cuello bien alargado y la columna erguida, y exhala para volver a la posición de inicio; después, repite al otro lado. Mira lentamente hacia el cielo tomando aire y exhala con suavidad para volver a mantener la cabeza en la posición de inicio. Finalmente, realiza pequeños círculos con la cabeza inhalando en la primera mitad y exhalando en la segunda mitad; poco a poco, la intención es ir aumentando el rango de movimiento hasta que el cuello se mueva libremente y evitemos tensiones.
- Mueve brazos y tronco: eleva tus brazos paralelos al suelo y con las palmas de las manos enfrentadas. Intenta despegar el omóplato del respaldo de la silla cuando inhales y en la exhalación recoloca el omóplato hacia atrás y descendido en V hacia los glúteos (×3). Levanta los brazos con las palmas de las manos enfrentadas y en cada inhalación sube los hombros hacia las orejas, bájalos al exhalar (×3). Direcciona tus manos hacia el frente y desde allí lleva suavemente los brazos hacia atrás al mismo tiempo que subes la mirada y el esternón; inhala en la extensión y exhala en la posición de inicio. Para finalizar, toma aire y realiza un gran círculo con los brazos rotando las muñecas.

♦ Realiza una rotación de tronco hacia la derecha con la ayuda del respaldo de la silla y tu mano derecha. Repite al otro

---

* No realices estos ejercicios si la zona que debes movilizar está afectada, con dolor o acabada de operar. Son ejercicios de prevención y de rehabilitación, pero no para «curar» la herida/dolor.

lado. Inhala mientras realizas la torsión y llegas al máximo rango de movimiento que puedas, y exhala al volver a la posición inicial.

Mantén las manos en el respaldo de la silla y ayúdate en la inhalación para recoger suavemente la pelvis hacia ti y moverla hacia el cielo; en la exhalación dirige el pubis hacia el suelo, abre el pecho y el cóccix con suavidad hacia fuera. Si te duele la parte baja de la espalda, no realices la retroversión de pelvis.

Acto seguido, intenta llevar el hombro y la cadera derecha hacia la rodilla izquierda, y lo mismo hacia el otro lado (×3). Puedes ayudarte colocando las manos en la cintura.

- Tonifica las piernas y lubrica sus articulaciones: eleva una pierna y mantenla arriba durante 5-10 segundos (×3) y repite con la otra pierna. Realiza punta flex y pequeños círculos con el tobillo.

Finaliza

Relájate y realiza un estiramiento expandiendo el pecho y elevando los brazos, al tiempo que los abres hacia los laterales rotando las muñecas mientras descienden hasta llegar a tus muslos.

Nivel 2. Método Flowing Health

Los ejercicios de este nivel los encontrarás explicados en los vídeos 7, 8 y 9 correspondientes en los ejercicios de pie, sentado y tumbado. La persona ya puede moverse libremente y tumbarse en una colchoneta. De todas formas, describo sus beneficios y una tercera meditación preciosa que se realiza de pie para celebrar la existencia desde el centro de la Tierra hasta el infinito.

Beneficios

- Mejora la flexibilidad, incrementa el tono muscular, reporta agilidad, refuerza los ligamentos y las cápsulas articulares.
- Fortalece y estabiliza la cintura escapular, reafirma el control muscular central.
- Empodera la mente y refuerza la autoestima.

Meditación para enraizarte, mejorar la confianza en ti mismo y aumentar tu autoestima

Inicio. Ponte de pie, o si estas andando párate un momento, en casa ante una ventana o al aire libre en una playa preciosa, camino rural o montaña. Deja las piernas abiertas al ancho de las caderas. Abre los dedos de los pies y realza el empeine. Visualiza como si brotaran pequeñas raíces de la planta de los pies y suavemente se acoplaran en la tierra. Alarga tu columna abriendo el pecho y recogiendo el abdomen.

Visualización activa. Como pieza de un ciclo, recoge la energía de la tierra, pásala por el cuerpo y envíala al cielo e, intencionadamente, vuelve a recogerla de la Tierra. Realízalo tres veces. Para mí es una forma de retomar tu centro y prepararte para la acción. ¿Qué acción, si estoy enfermo? Por ejemplo, decidir salir de un estado de tristeza, decepción, pereza, etc. Es tomar las riendas del momento y actuar: ir a comprar, preparar la comida, realizar cualquiera de las actividades mencionadas a lo largo del libro.

Acción. Toma aire flexionando las piernas ligeramente y, al mismo tiempo, siente como si recogieras la seguridad y fortaleza de la tierra entre tus manos al nivel de las rodillas. Sube esta energía desde las rodillas hasta la coronilla pasando por todos los puntos energéticos del cuerpo. Cuando has llenado tus pulmones y tus manos llegan al cielo, estira las piernas, tensando los muslos y alargando los brazos al cielo y a los lados moviendo las muñecas y alejándolas del tronco (×3).

Recoge la energía de la tierra para que empodere el cuerpo y la esparza al universo. Es una forma de agradecer la existencia y aplicar el agradecimiento de estar vivos y ser amados. (Vídeo 10)

Nivel 3. Método Flowing Health

En este nivel la persona es prácticamente independiente o ha logrado un estado de salud potencialmente bueno. Estoy en ello, creándolo, y no aparece en este libro. Aparte de ejercicios de Flowing de progresión con un grado más de dificultad, se combina con marcha nórdica, natación y paseos en bici.

¡Deseo que aproveches los vídeos y audios de meditación escritos en cada nivel, recuerda que los encontrarás en:
www.carolinatorres.live!

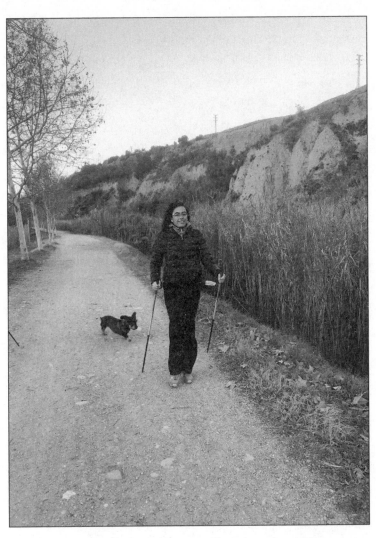

Andando a buena marcha, unos días más y otros menos.

Epílogo

Mientras escribía estas líneas viví un momento de gran emoción. Mi equipo médico me comunicó que intentarían probar de forma experimental el medicamento oral que hace pocos meses se comercializa en España, y que podría permitir la retirada del catéter que siempre me acompaña. Desafortunadamente mi presión arterial pulmonar, aunque había mejorado, superaba el nivel para que pudieran retirarme la máquina.

Pero antes de todo este proceso que podría haber sido muy frustrante escribí: «Para mí este libro tendría el mismo sentido tanto si mi enfermedad se cronificara o si ya no estuviera entre vosotros. Es un testamento vital, viva un día más o cien años más. El verdadero éxito no es cuánto dura el viaje, sino quién eres al llegar a Ítaca. Sí, este es el sentido verdadero de Ítaca en el famoso poema de Kavafis».

Confieso que cuando salí del hospital y proyectaba este libro, me encontré con la crudeza de una realidad desoladora en sus máximas vertientes. Me aterró la idea de no poder honrar el título del libro. Rocío Carmona y Montse Barderi confiaron en mí y en este proyecto en todo momento. Lo que no sabíamos ninguna de nosotras era qué resultados que iba a obtener al final de este trayecto. La validez de que lo que aparece escrito sea el camino y trabajo vital para retratar a mi actual persona.

Sinceramente, no sé qué imagen tendré cuando este libro llegue a tus manos. Pero sí sé que mi persona será la misma: alguien centrado en vivir plenamente y de la forma más intensa y humanamente posible.

Los milagros no existen, se crean con el alma pegada al corazón y los pies en la tierra. El trabajo y el amor están al alcance de todos, especialmente de los que aman y se esfuerzan en aprender a hacerlo.

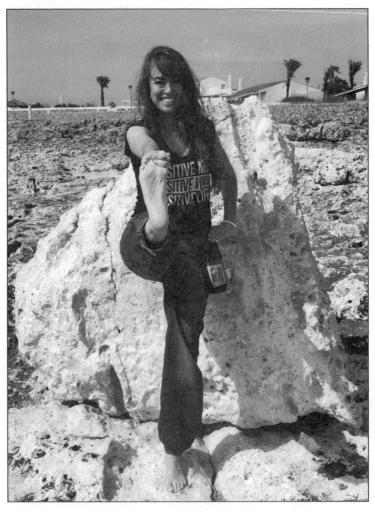

El misterio de la vida se asoma en la profundidad de tu existencia,
sea cual sea.

Agradecimientos

Al equipo de la UCI del Hospital Universitari Son
Espases de Baleares, por creer y apostar por mí; al equipo
de cardio, por su brillantez, y al equipo de neumología,
por haberme hecho creer de nuevo en la ciencia.

Al Hospital Clínic y Provincial de Barcelona,
por el nuevo camino que empezamos juntos.

A todos ellos les debo sentirme infinitamente agradecida
a la sanidad pública y a todos sus héroes.